Johannes Ring und Edgar Gräf

Neurodermitis

Krankheitsbild und Therapie

Neurodermitis

Krankheitsbild und Therapie

von

Johannes Ring und Edgar Gräf

Vorträge und Arbeitsunterlagen
der Fortbildungsveranstaltungen im Frühjahr 2014
in München, Kempten, Regensburg, Bayreuth, Nürnberg,
Würzburg, Passau und Rosenheim

Schriftenreihe der Bayerischen Landesapothekerkammer Heft 88

Govi-Verlag

Bibliografische Information der Deutschen Nationalbibliothek

Die Deutsche Nationalbibliothek verzeichnet diese Publikation in der Deutschen National-
bibliografie; detaillierte bibliografische Daten sind im Internet über
http://dnb.d-nb.de
abrufbar.

Wichtiger Hinweis
Medizin als Wissenschaft ist ständig im Fluss. Forschung und klinische Erfahrungen erwei-
tern unsere Kenntnisse, insbesondere was Behandlung und medikamentöse Therapie anbe-
langt. Soweit in diesem Werk eine Dosierung oder eine Applikation erwähnt wird, darf der
Leser zwar darauf vertrauen, dass Autoren, Herausgeber und Verlag größte Mühe darauf
verwandt haben, dass diese Angabe genau dem Wissensstand bei Fertigstellung des Werkes
entspricht. Dennoch ist jeder Benutzer aufgefordert, die Beipackzettel der verwendeten Präparate zu prüfen, um in eigener Verantwortung festzustellen, ob die dort gegebene Empfehlung für Dosierungen oder die Beachtung von Kontraindikationen gegenüber der Angabe
in diesem Buch abweichen. Das gilt besonders bei selten verwendeten oder neu auf den
Markt gebrachten Präparaten und bei denjenigen, die von zuständigen Behörden in ihrer
Anwendbarkeit eingeschränkt worden sind. Geschützte Handelsnamen (Warenzeichen) wurden nicht besonders kenntlich gemacht. Aus dem Fehlen eines solchen Hinweises kann also
nicht geschlossen werden, dass es sich um einen freien Warennamen handelt. Die erwähnten
Handelspräparate wurden lediglich beispielhaft bzw. aus didaktischen Überlegungen heraus
gewählt.

Produktbezeichnungen und Warenzeichen können warenzeichenrechtlich geschützt sein,
auch wenn ein Hinweis auf etwa bestehende Schutzrechte fehlt.

ISBN 978-3-7741-1258-2

© 2014 Govi-Verlag Pharmazeutischer Verlag GmbH, Eschborn

www.govi-verlag.de

Herausgeber: Bayerische Landesapothekerkammer

Druck: Fuck Druck & Verlag, Koblenz

Printed in Germany

Vorwort des Herausgebers

Die Neurodermitis oder das atopische Exzem ist eine Hauterkrankung, die bis zu 20 % der Kinder und 1–3 % der Erwachsenen betrifft. Die Erkrankung manifestiert sich meist bereits im ersten Lebensjahr, beginnend mit dem Milchschorf beim Säugling. Die Symptome vermindern sich oft mit dem Älterwerden und können mit Beginn der Pubertät ganz verschwinden. Zuweilen findet aber ein »Etagenwechsel« hin zu Asthma oder anderen Allergien statt. Neben einer genetischen Komponente tragen Provokationsfaktoren zur Entstehung der Neurodermitis bei. Die Barrierefunktion der Haut ist gestört; rote, schuppende, manchmal auch nässende Ekzeme, ein starker Juckreiz und Entzündungen stehen im Vordergrund.

Die Häufigkeit des Auftretens der Neurodermitis ist in den letzten Jahren gestiegen. Im Vergleich zur Mitte des 20. Jahrhunderts wird Neurodermitis heute vier- bis sechsmal häufiger beobachtet. Als mögliche Ursache dafür wird die deutliche Zunahme verschiedener Allergien, was wiederum der verbesserten Hygiene zugesprochen wird, diskutiert.

Auf den Seiten vorliegender Broschüre sowie in begleitenden Fortbildungsveranstaltungen besprechen unsere Experten, Herr Professor Johannes Ring, Direktor der Klinik und Poliklinik für Dermatologie und Allergologie am Biederstein, München, und Herr Dr. Edgar Gräf, Lehrer an der Berufsfachschule für PTA in Kulmbach, über das Krankheitsbild und die Therapie von Neurodermitis. Die Basistherapie wird neben anderen therapeutischen Optionen vorgestellt, deren Möglichkeiten und Grenzen werden erläutert. Die wichtigsten topisch und systemisch eingesetzten Arzneistoffe gemäß den aktuellen Leitlinien mit relevanten Nebenwirkungen und Interaktionen werden diskutiert.

Im Namen des Vorstandes und des Fortbildungsausschusses danke ich den beiden Autoren und Vortragenden und wünsche Ihnen, liebe Kolleginnen und Kollegen, eine interessante Lektüre.

Thomas Benkert
Präsident der Bayerischen Landesapothekerkammer

Inhaltsverzeichnis

Autorenschaft

Für die folgenden Kapitel zeichnet hauptamtlich verantwortlich
Prof. Johannes Ring:

- Geschichte
- Epidemiologie
- Risikofaktoren
- Klinik
- Genetik
- Hautfunktion
- Immunreaktion
- Infektion
- Juckreiz
- Seele bei Neurodermitis
- Allergie bei Neurodermitis
- Prävention
- Karenzempfehlungen.

Für folgende Kapitel zeichnet hauptamtlich verantwortlich Herr **Dr. Edgar Gräf**:

- Basistherapie
- Topische antiinflammatorische Therapie
- Systemische Immunsuppressiva
- Antimikrobielle Therapie
- Antipruriginöse Therapie
- Neuere Therapieansätze
- Weitere Therapieoptionen.

Prof. Dr. med. Dr. phil. Johannes Ring
Klinik und Poliklinik für Dermatologie und
Allergologie am Biederstein der TU München
Christine Kühne-Center for Allergy Research and Education (CK-CARE), Davos

Dr. Edgar Gräf
PTA-Schule Kulmbach
Rentamtsgässchen 2
95326 Kulmbach

Einleitung

Hautkrankheiten werden von vielen nicht ernst genommen, häufig erst dann, wenn ein Mensch selber betroffen ist, dabei sind sie nicht selten: Jeder fünfte Patient, der einen Hausarzt aufsucht, tut dies wegen einer Hauterkrankung. Deshalb ist es auch so wichtig, Dermatologie in die ersten Schritte und Grundausbildung eines Medizin-Studenten mit einzubinden. Ein kleines Kapitel dieses Büchleins wird sich deshalb auch der Struktur und Funktion der normalen Haut widmen, bevor wir zu den Störungen der Haut bei Neurodermitis kommen.

Die Neurodermitis (auch atopisches Ekzem, atopische Dermatitis genannt) ist eine der häufigsten Hautkrankheiten; es ist die häufigste nicht-kontagiöse entzündliche Hauterkrankung im Kindesalter.

Sie ruft bei den Betroffenen, ihren Familien und dem sozialen Umfeld erhebliches Leid hervor, das sich nicht nur durch den quälenden und oft unstillbaren Juckreiz äußert, was über heftigste Kratzattacken die Bettwäsche blutig färbt, sondern auch mit dem Makel der »Entstellung« einhergeht – wenn nämlich sichtbare Körperareale wie Gesicht und Hände stark betroffen sind. Dies stellt besonders bei heranwachsenden Menschen ein erhebliches Problem dar.

Die Neurodermitis ist keine einfache Erkrankung. Auch wenn Millionen in Deutschland betroffen sind, ist jeder Patient anders. Es gibt keine Wundersalbe, Wunderpille oder -spritze. Das Geheimnis liegt in der ganz individuellen Betreuung, die hin bis zur täglichen Hautpflege und Hautreinigung reicht. Deshalb sind im Gesamtkonzept der Betreuung von Patienten mit Neurodermitis, das wir gerne »Patienten-Management« nennen – lieber als »Behandlung« – sehr viele beteiligt.

Es ist deshalb außerordentlich zu begrüßen, dass die Bayerische Landesapothekerkammer in ihrer beachtlichen Serie der »Dezentralen Fortbildung« für das Jahr 2014 das Thema »Neurodermitis« auf den Plan gesetzt hat. Einer der Autoren (J.R.) hatte bereits vor einiger Zeit die Ehre und das Vergnügen an solchen Veranstaltungen aktiv teilzunehmen, einmal zum Thema »Dermatologie allgemein« (zusammen mit Apotheker Dr. H. Fröhlich) und einmal zum Thema »Allergie« (zusammen mit Apotheker Dr. Ahlborn). Damals konnte die Krankheit »Neurodermitis« nur kurz gestreift werden.

Diese Broschüre soll als Tischvorlage und Erinnerung an die Vortragsveranstaltungen dienen. Sie kann und will keineswegs die hervorragenden Monographien, die es zum Thema »Neurodermitis« gibt, ersetzen, sondern wird in der weiterführenden Literatur auf diese verweisen.

Die Auswahl der Themen und die Gliederung ist von den Autoren frei gewählt und enthält – das sei nicht verschwiegen – auch durchaus subjektive Eigenheiten, die aus der ganz persönlichen Erfahrung der Verfasser herrühren.

Natürlich wird der therapeutische Teil auf dem Boden der nationalen und internationalen Leitlinien abgehandelt.

Ganz besonders verweisen wir in diesem Zusammenhang auf das vor Kurzem erschienene Buch
»Neurodermitis – atopisches Ekzem« von Johannes Ring,
Thieme Verlag, Stuttgart, das gerade ins Englische übertragen wird.

An dieser Stelle möchte ich den zahlreichen Mitarbeitern danken, die mir in den vergangenen Jahrzehnten bei der Bearbeitung dieser Erkrankung in Forschung und Praxis geholfen haben, insbesondere Bernhard Przybilla (München), Thomas Bieber (Bonn), Ulf Darsow und Knut Brockow, Bernadette Eberlein, Markus Ollert, Claudia Traidl-Hoffmann, Kilian und Stefanie Eyerich, Christina Schnopp und Frau Claudia Kugler, die die Garanten einer erfolgreichen »Neurodermitis-Schulung« am Biederstein sind. Ohne die wissenschaftliche Arbeit von Thilo Jakob, Martin Mempel, Johannes Huss-Marp, Florian Pfab, Jan Gutermuth, Stephan Weidinger, Torsten Schäfer, Ursula Krämer und vielen anderen wäre das Verständnis für die Mechanismen dieser Erkrankung ärmer.

Ganz besonders möchte ich aber meinem akademischen Lehrer, Prof. Dr. Dr. h. c. mult. Otto Braun-Falco, meinem Vorgänger im Amt an der Hautklinik des Universitätskrankenhauses Hamburg-Eppendorf Prof. Dr. Theodor Nasemann und meinem Vorgänger und Gründer der Hautklinik am Biederstein, Herrn Prof. Dr. med. Dr. phil. Siegfried Borelli danken für kontinuierliche und vielfältige Unterstützung!

Die Autoren haben sich bemüht, so zu schreiben, dass auch Nicht-Dermatologen und Nicht-Mediziner etwas verstehen. Sollte das nicht gelungen sein, bitten wir um Entschuldigung. Das Buch enthält auch keine Geheimnisse; Sie dürfen es in der Wartezone auch interessierten Laien zugänglich machen!

Wir hoffen, dass es für betroffene Patienten, aber auch deren Angehörige, wichtige Hilfestellung zum Umgang mit der Krankheit im Alltag bieten kann.

München, Januar 2014
Johannes Ring und Edgar Gräf

Geschichtliche Entwicklung und Definitionen

Hautkrankheiten haben die Menschheit seit frühesten Anfängen begleitet. Sobald es Versuche einer individuellen Darstellung von Menschen gab, finden sich auch Hinweise auf Hauterkrankungen, so aus Darstellungen von »Aussätzigen« aus der Antike. Wissenschaftlich verwertbar werden die Abbildungen zu Hautkrankheiten allerdings erst am Beginn des 19. Jahrhunderts durch sorgfältige und möglichst realitätskonforme Zeichnungen und Bilder, später durch möglichst naturgetreue dreidimensionale Nachbildungen der veränderten Hautpartien in Wachs als sogenannte »Moulagen«.

Es ist deshalb schwer, bestimmte Krankheiten mit Sicherheit geschichtlich zurückzuverfolgen. Wegen der mit vielen Hautkrankheiten verbundenen Ansteckungsgefahr (z.B. Pocken, Lepra, aber auch andere bakterielle, virale oder mykotische Infektionen) wurden Patienten mit sichtbaren Hautveränderungen aus hygienischen Gründen »vor die Tore der Stadt« befördert und als »Aussätzige« behandelt; wir alle haben den Film »Ben Hur« gesehen und können uns das vorstellen. Im fünften Buch Moses befindet sich ein Begriff »Zaraat« für derartige Hautkranke, der offensichtlich umschriebene weißlich oder weißlich schuppende Hautveränderungen beschreibt, welche von Medizin-Historikern gerne als erste Beschreibung von Schuppenflechte (Psoriasis), Vitiligo oder Lepra herangezogen werden, worunter sich aber durchaus auch trockene chronische Ekzeme verborgen haben können.

In München war das Leprosarium am anderen Isarufer, wo es vom Isartor nach Osten den Berg hinauf geht, und man noch heute die Loreto-Kapelle bewundern kann, nämlich am Gasteig. Die Tradition der Münchner Dermatologie beginnt deshalb Rechts der Isar!

Der Begriff »Ekzem« ist alt; er findet sich zum ersten Mal bei Aetios von Amida (um Sechshundert nach Christus) und beschreibt eine Hautveränderung wie eine aufwallende Flüssigkeit (worunter man sich eine Suppe im Topf) (ekzeo = ich walle auf) vorstellen kann. Wie nahe Aetios damals der modernen Pathophysiologie mit Ödem und entzündlicher intraepidermaler Blasenbildung durch Spongiose bereits war, konnte er nicht ahnen.

Die Neurodermitis gehört zu den Ekzem-Erkrankungen, stellt aber nur eine Unterform dar. Solange es schwierig war, Ekzem von anderen Hautkrankheiten abzugrenzen, ist es deshalb nahezu unmöglich, frühe Vorläufer der Neurodermitis bereits in der alten dermatologischen Literatur eindeutig dingfest zu machen. Zum wissenschaftlichen Leben wurde der Begriff »Ekzem« von dem Engländer Robert Willan um 1800 erweckt, der auch einen die Dermatologie wegweisend beeinflussenden Atlas von Hautkrankheiten herausgab.

Der Italiener Geronimo Mercuriali beschrieb das Phänomen »Milchschorf«, nämlich nässende krustige Veränderungen im behaarten Kopfbereich, die sich über das Gesicht ausbreiten als »Lactumen«, was häufig als Erstmanifestation der Neurodermitis betrachtet wird, aber nichts mit Kuhmilch-Allergie zu tun hat, sondern weil die Hautveränderung so aussieht wie »angebrannte Milch in der Pfanne«.

Es ist eines, Geschichte von Hautkrankheiten zu schreiben, ein anderes, betroffene Individuen in der Geschichte zu identifizieren; das macht das Ganze so lebendig. Der erste individuell an Neurodermitis leidende Mensch könnte Kaiser Octavianus Augustus gewesen sein, der nach der kurzen Biographie von Suetonius »Vita Caesarum« an anfallartigem Katarrh zur Zeit der Frühwinde, einhergehend mit »Brustenge« litt sowie an quälenden Juckreiz und flächenartigen Hautveränderungen, die er mit einem langstieligen Instrument kratzte. Er könnte demnach an Heuschnupfen, Asthma und Neurodermitis gelitten haben, also die ganze Trias der sogenannten atopischen Erkrankungen aufweisen. Dazu gibt es noch eine typische positive Familienanamnese mit möglicher perennialer Rhinokonjunktivitis (ganzjährigem Schnupfen) bei Kaiser Claudius und einer weniger gut belegten Pferdehaar-Allergie bei dessen Sohn Britannicus. Leider können wir auf den zahlreichen Darstellungen des Kaiser Augustus keine Zeichen hierfür sehen, da, wie mir der große Augustus-Forscher Paul Zanker erklärte, bildliche Darstellungen damals immer »idealisiert« und nicht als individuelle Porträts gedacht waren.

Die weitere Geschichte der Neurodermitis findet man in der Betrachtung der unterschiedlichen Namen (Tab. 1), die auch unterschiedliche Auffassungen zur Klinik und Pathophysiologie widerspiegeln. Wer sich noch besser informieren will, dem sei das hervorragende Buch von Wallach und Mitarbeitern empfohlen (Wallach et al. 2004).

Tab. 1: **Viele Namen für die gleiche Krankheit:**
Terminologie der Neurodermitis im historischen Rückblick

Namen	Autoren
Ekzem	Aetios von Amida
Eczema	Willan
Konstitutionelle Prurigo	Hebra
Mycosis flexurarum	Hebra
Neurodermite diffuse	Brocq
Prurigo diathésique	Besnier
Früh- bzw. spätexsudatives Ekzematoid	Rost
Exsudatives Ekzem	Schreus
Asthma – Ekzem	Rost und Marchionini
Eczematose	Darier
Atopic dermatitis/atopic eczema	Wise und Sulzberger
Endogenes Ekzem	Korting
Neurodermitis constitutionalis sive atopica	Schnyder und Borelli
Atopic Eczema Dermatitis Syndrome (AEDS)	Task Force EAACI
Eczema	WAO Consensus (Johansson et al., JACI 2004)

Definitionen

Die Neurodermitis gehört als »atopisches Ekzem« zur großen Gruppe der Ekzemer-krankungen. Auch hier gibt es unterschiedliche Definitionen. Wir verstehen unter
• Ekzem eine nicht ansteckende Entzündung von Ober- und Lederhaut (Epidermo-dermitis), einhergehend mit Juckreiz, Rötung, Knötchenbildung, Schuppung und Nässen zum Teil in zeitlicher Abfolge zum Teil gleichzeitig auf dem Boden einer Überempfindlichkeit (Ring 1982).

Die Tab. 2 zeigt eine Klassifikation verschiedener Ekzeme.

Tab. 2: **Klassifikation der Ekzeme** (nach Ring 2004)

• Atopisches Ekzem (Neurodermitis)
• Allergische Kontaktdermatitis
• Irritative-toxische Kontaktdermatitis
• Seborrhoische Dermatitis
• Nummuläres Ekzem
• Andere

Dabei sind die beiden häufigsten Ekzemformen das klassische allergische Kontakt-ekzem, meist gegen niedermolekulare Stoffe aus der Umwelt, wie z.B. Metalle, Duftstoffe oder Berufsstoffe. Das allergische Kontaktekzem ist in vielen Ländern der Welt die häufigste Berufserkrankung.

• Demgegenüber steht das atopische Ekzem (die Neurodermitis), das sich auf dem Boden einer familiären Prädisposition entwickelt, mit einer gestörten Hautbarri-ere einhergeht sowie mit Allergien gegen Protein-Antigene aus der Umwelt über die Vermittlung von Immunglobulin E-Antikörpern.

Definitionen von Neurodermitis, aber auch von Atopie allgemein, sind im Laufe der Geschichte unterschiedlich.

Georg Rajka, ein Altmeister der Neurodermitis-Forschung, schrieb 1977:
• »Atopische Dermatitis ist eine spezifische Dermatitis der abnorm reagierenden Haut eines atopischen Patienten, wodurch Juckreiz entsteht mit den bekannten Folgen der ekzematösen Entzündung«.

Brunello Wüthrich schrieb 1999 und 2005:
• Neurodermitis ist eine entzündliche multifaktorielle Hauterkrankung mit multi-plen Aspekten und assoziierten Störungen, die sich auf dem Boden einer gene-

tischen Disposition entwickelt und durch verschiedene Umweltfaktoren getriggert werden kann«.

SGO Johansson, einer der Entdecker von Immunglobulin E, schrieb als Vorsitzender einer Task force der internationalen Allergiegesellschaft 2004:
* »Atopie ist eine individuelle oder familiäre Tendenz zur Bildung von IgE-Antikörpern auf Kontakt mit niedrigen Dosen von Allergenen, üblicherweise Proteinen, mit darauffolgender Entwicklung typischer Symptome wie Asthma, Rhinokonjunktivitis oder Ekzem«.

Thomas Werfel, Erstautor der Deutschen Leitlinie zur Behandlung von Neurodermitis, schrieb 2003:
* »Atopische Dermatitis ist eine chronische oder chronisch rezidivierende, nichtinfektiöse Hauterkrankung, deren klassisches morphologisches Bild und Ausbreitung altersabhängig sind und die begleitet wird von Juckreiz in der Mehrzahl der Fälle. Die Hautveränderungen reichen von milden umschriebenen Arealen bis zur Betroffenheit der ganzen Hautoberfläche«.

Donald Leung, Neurodermitisforscher aus Denver, schrieb 2004:
* »Der klinische Phänotyp der die atopische Dermatitis charakterisiert, ist das Produkt einer komplexen Interaktion von Suszeptibilitätsgenen, Umweltfaktoren, Defekten in der Hautbarrierefunktion und systemischen und örtlichen im-munologischen Reaktionen«.

Unsere Definition von Atopie lautet:
* »Atopie ist die familiäre Tendenz zur Entwicklung bestimmter Erkrankungen (Asthma, Rhinokonjunktivitis, Ekzem) auf dem Boden einer Überempfindlichkeit von Haut und Schleimhäuten gegen Umweltstoffe, assoziiert mit erhöhter Immunglobulin E-Produktion und/oder veränderter unspezifischer Reaktivität« (Ring 1991).

Epidemiologie

In den letzten Jahrzehnten hat die Häufigkeit der Neurodermitis in den meisten Ländern der Welt, beginnend in den westlichen industrialisierten Ländern, ganz erheblich zugenommen. Während vor 1960 Prävalenzraten von 1–3 % angegeben wurden, sind mittlerweile bereits 10–20 % der Einschulungskinder von Neurodermitis betroffen. Dabei bestehen Unterschiede zwischen verschiedenen Ländern, aber auch innerhalb Deutschlands. Interessanterweise war 1990, als der Fall der Mauer vergleichende Studien zwischen Ost- und West-Deutschland möglich machte, der überraschende Befund von »weniger Allergie« im Osten nur für die Atemwegs-Allergien gültig, nämlich weniger Heuschnupfen und weniger Asthma. Neurodermitis war dagegen gleich häufig bzw. sogar häufiger. Man sieht daraus, dass unter den atopischen Erkrankungen auch Unterschiede im Pathomechanismus und in der Reaktion auf Umweltstoffe bestehen müssen.

Studien, die Querschnitte der Bevölkerung untersuchen, fanden, dass bei Menschen die vor 1960 geboren wurden, in 2–3 % Neurodermitis auftritt, bei solchen zwischen 1960 und 1970 bereits bei 4–8 %, zwischen 1970 und 1990 9–12 %, während nach 1990 Geborene in 15–25 % an Neurodermitis leiden.

Die Ursachen für diesen Anstieg der Häufigkeit, der mit Heuschnupfen und allergischem Asthma im wesentlichen parallel geht, sind nicht endgültig geklärt. Es gibt lediglich Hypothesen, die jedoch viel zur Forschung beigetragen haben; am bekanntesten ist die »Urwald-« oder »Hygiene«-Hypothese, wonach frühkindliche Immunstimulation zu einem Training des Immunsystems führt, während bei Fehlen dieser Reize das Immunsystem auf »dumme Gedanken« kommt, d.h., auf Abweichung hin zur Bildung von Immunglobulin E-Antikörpern, die dann mit Umweltstoffen reagieren und krank machen. Diese Hypothese wurde besonders unterstützt durch Studien in der DACH-Region (Deutschland, Österreich, Schweiz), wo in kleinen Dörfern gefunden wurde, dass Bauernkinder weniger Allergien haben als Kinder anderer Berufsgruppen im selben Dorf (Riedler et al. 2001).

In vielen Ländern scheint es zwischenzeitlich zu einem Plateau der Häufigkeit gekommen zu sein, sodass in den ersten zehn Jahren des dritten Jahrtausends keine großen weiteren Anstiege zu beobachten waren.

Es ist zu betonen, dass der Eindruck, Neurodermitis sei eine Krankheit der Reichen und nur in den westlichen Ländern zu beobachten, falsch ist. Auch in Afrika in ländlichen Gegenden gibt es starke Anstiege von Neurodermitis, die mittlerweile zu den häufigsten Erkrankungen in der dermatologischen Versorgung in Zentralafrika gehört.

Risikofaktoren

Aus den epidemiologischen Studien geht ganz klar eine Reihe von Risikofaktoren hervor, die mit einem höheren Auftreten von Neurodermitis bei Kindern assoziiert sind:

Westlicher Lebensstil

Die Gesamtheit dieser Einflüsse lässt sich schwer definieren, umfasst aber sicher nicht nur physikalisch-chemische Faktoren. Das Leben auf dem Bauernhof unterscheidet sich allgemein von dem Leben in der Großstadt. Ein konservativerer Lebensstil scheint schützend wirken zu können; dies hat man auch bei anthroposophischen Familien in Schweden gefunden.

Sozialstatus

Bei den epidemiologischen Studien kann man schlecht nach der Steuererklärung fragen. Deshalb wird zur Beurteilung des Sozialstatus gerne der Bildungsabschluss der Eltern herangezogen. Hier finden sich eindeutige Korrelationen zwischen der Häufigkeit von Heuschnupfen, Asthma, aber auch Neurodermitis und dem Bildungsabschluss:
> Kinder von Eltern mit Hauptabschluss haben deutlich weniger Allergien, als Kinder von Akademikern. Die höchsten Raten fanden wir bei Kindern von Eltern mit Universitätsabschluss, aber ohne akademischen Beruf.

Ein Studie in Berlin zeigte gar eine Beziehung zur gesprochenen Sprache:
> Während Kinder türkischer Migranten deutlich weniger von Allergien betroffen sind, steigt diese Rate auch bei Migranten-Kindern mit den Kenntnissen der deutschen Sprache. Sehr gut deutsch sprechende Eltern haben häufiger allergische Kinder.

Psychosomatische Einflüsse

In einer Geburtskohorte wurde das Auftreten allergischer Erkrankungen über die ersten zehn Lebensjahre verfolgt. Dabei fand sich, dass in Familien, in denen ein anderes Mitglied von einer schweren Krankheit (Krebs oder Unfall) betroffen war, seltener Neurodermitis beobachtet wurde, während Familien mit disharmonischem Zusammenleben der Eltern (ständig Streit, Scheidung, Trennung) signifikant häufiger Neurodermitis auftrat (Odds Ratio OR 3,59!).

Stimulation des Immunsystems

Impfungen erwiesen sich als protektiv, insbesondere Impfungen gegen Masern, Keuchhusten, wofür es eindeutige Zahlen gibt. Daraus folgt, dass Neurodermitiker auch die üblichen Impfungen erhalten sollen, wie sie von der ständigen Impfkommission des Robert Koch-Institutes empfohlen werden.

Ernährung

Die besten Protektionseffekte sind durch Muttermilch-Ernährung (vier Monate Stillen) zu beobachten.

Ist dies nicht möglich, kann auch hypoallergene Säuglingsnahrung (Hydrolysate) zu einer Minderung der Neurodermitishäufigkeit beitragen.

Unübersichtlich und kontrovers ist die Datenlage im Hinblick auf ungesättigte Fettsäuren, Prä- und Probiotika.

Schwangerschaftsverlauf

Spätgeburten mit verlängertem Schwangerschaftsverlauf scheinen ein höheres Risiko für die Entwicklung von Neurodermitis zu haben (OR 1,32).

Hautpflegemaßnahmen

Nur wenige Studien untersuchen die gängigen Hautpflegemaßnahmen über Pasten und Cremes im Hinblick auf die Allergie-Entwicklung. Es gibt eine Hypothese, dass der starke Anstieg von Erdnuss-Allergien möglicherweise durch Erdnussöl-haltige Badezusätze mit bedingt sein könnte; dies wird jedoch kritisch diskutiert, da in den hochraffinierten Erdnuss-Ölen in den kommerziellen Badezusätzen keine nennenswerten Proteinkonzentrationen oder Erdnuss-Allergen-Konzentrationen nachweisbar sind.

Schadstoffbelastung

Luftschadstoffe können das Risiko der Allergie-Entwicklung steigern. Dies konnte in einer Vielzahl von Studien gezeigt werden. Im Innenraum ist dies vor allen Dingen die Exposition gegen Tabakrauch, die – insbesondere wenn die Mutter während der Schwangerschaft raucht – zu einer erhöhten Allergie- oder Neurodermitisrate führt; aber auch Passivrauchbelastung des Kleinkindes führt zu höherem Neurodermitisrisiko.

In der Außenluft sind es vorwiegend feine Partikel aus Verkehrsbelastung, die eindeutig einen Risikofaktor für die Entwicklung atopischer Erkrankungen und auch von atopischem Ekzem darstellen.

Sozio-ökonomische Belastung

Wenn eine Krankheit so häufig ist, wie die Neurodermitis, hat sie nicht nur Auswirkungen auf das Leben der Patienten und ihres Umfeldes, sondern auch auf die Volkswirtschaft. Nicht nur direkte Arzt- und Arzneikosten sind hier zu berechnen, sondern auch eine Fülle von finanziellen Aufwendungen für zahlreiche Dinge im Alltagsleben, die Neurodermitiker benötigen, angefangen von Kleidung, Wohnungsausgestaltung etc. Im Weißbuch Allergie in Deutschland werden Schätzungen für durchschnittliche Krankheitskosten für Patienten mit Neurodermitis von 6.400,– Euro im Jahr angegeben.

Es ist interessant, dass in der Messung der eingeschränkten Lebensqualität, für die es zwischenzeitlich eine Reihe von validierten Fragebogen-Instrumenten gibt, die Neurodermitis in der Größenordnung schwerer Erkrankungen – wie z.B. Krebs, Diabetes mellitus oder Herzinfarkt – liegt. Es macht also auch aus rein finanziellen Überlegungen Sinn, Maßnahmen zu ergreifen, Neurodermitiker möglichst gut zu behandeln und die Forschung zu fördern, um das weitere Ansteigen der Neurodermitis zu bremsen oder insgesamt die Häufigkeit dieser Erkrankung in der Bevölkerung zu senken.

Klinische Symptomatik der Neurodermitis

Typischerweise definieren Dermatologen Krankheitsbilder vorwiegend nach der sogenannten »Primär-Effloreszenz«, d.h. der typischen immer zuerst auftretenden Hautveränderung. Leider besteht hier bei der Neurodermitis Dissens. Einige Autoren sehen zuerst eine flächige Hautrötung (Erythem), andere ein kleines Knötchen (Papel) oder ein feuchtes Knötchen, aus dem man Flüssigkeit pressen kann (Seropapel). Einig sind sich alle darin, dass immer starker Juckreiz besteht. Deshalb wage ich es – und ich tue dies in guter Tradition mit vor allen Dingen den französischen Dermatologen – den Juckreiz als unsichtbare Primäreffloreszenz der Neurodermitis zu bezeichnen. Tatsächlich sind viele der dann zu beobachtenden Hautveränderungen wesentlich durch Kratzen und Scheuern hervorgerufen. Ich weiß auch aus Beobachtungen im Bekanntenkreis oder in der Klinik unter Provokationsbedingungen, dass an unbefallener Haut nach Kontakt mit einem auslösenden Allergen als erstes Juckreiz entsteht, der zum Kratzen führt und erst ein bis zwei oder fünf Stunden später sichtbare Hautveränderungen zu beobachten sind.

Die wichtigsten morphologischen Varianten der bei der Neurodermitis zu beobachtenden Hautveränderungen sind:
- Infiltrierte Erytheme (Hautrötungen mit geringer Verdickung)
- Lichenifikation (starke Hautverdickung und Vergröberung der Hautfelderung)
- Prurigo-Knoten (dicke, tief aufgekratzte Knoten).

Im Kleinkindalter oder bei Superinfektion können auch nässende Hautveränderungen zu beobachten sein mit Bläschen- und Krustenbildung.

Typisch für die Neurodermitis ist ein Wechsel der Erscheinungen über das Lebensalter und ein relativ altersspezifisches Verteilungsmuster.

Im Säuglingsalter, manchmal beginnend mit Milchschorf, sind vorwiegend die Streckseiten und das Gesicht betroffen. Es ist interessant, dass der Windelbereich selbst häufig frei bleibt, während die umgebende Haut an Stamm und Extremitäten stark entzündlich betroffen ist (»Windel-Zeichen«) (Ring 2012). Wenn der Windelbereich selber stark entzündet ist, liegt häufig eine klassische sogenannte Windeldermatitis vor, die auch mit Superinfektion durch Hefepilze (Candida albicans) einhergehen kann.

Später sind es vor allen Dingen die großen Beugen (Ellbeugen, Kniekehlen), die betroffen sind und durch den starken Juckreiz vehement aufgekratzt werden. Auch der Hals kann als große Beuge betrachtet werden.

Die lichenifizierten Areale mit den vergröberten Hautfelderungen finden sich auch an den Fußrücken und Handgelenken.

Im Erwachsenenalter überwiegen lichenifizierte, aber auch prurigo-knotige Hautveränderungen.

In den Abbildungen 1–5 sind typische klinische Bilder der Neurodermitis dargestellt.

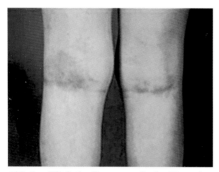

Abb. 1   Klinische Symptomatik der Neurodermitis: Infiltrierte Erytheme

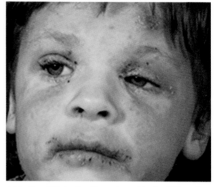

Abb. 2   Klinische Symptomatik der Neurodermitis beim Kind: Gesichtsekzem

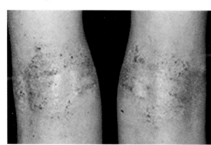

Abb. 3   Klinische Symptomatik der Neurodermitis: Beugenekzem mit Exkoriation

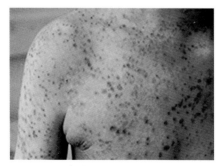

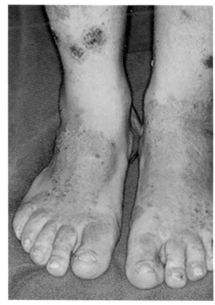

Abb. 5   Klinische Symptomatik der Neurodermitis: Prurigo-Form mit aufgekratzten stark entzündlichen Knoten

Abb. 4   Klinische Symptomatik der Neurodermitis: ausgeprägte Lichenifikation (Hautverdickung und Vergröberung der Hautfelderung)

Minimalvarianten

Bei einzelnen Patienten oder bei langsam beginnender Erkrankung finden sich ekzematöse Entzündungen nur noch an bestimmten Lokalisationen, wie z.b. unter dem Ohrläppchen (infraaurikuläre Einrisse), an Mundwinkeln (Perléche), an den Lippen als starke trockene Schuppung, manchmal mit einer medianen Rhagade (Cheilitis sicca), oder als weißliche Schuppung von Finger- und Zehenkuppen (Pulpitis sicca), welche besonders bei nordischen Kindern im Winter zu beobachten sind (atopische Winterfüße) und differentialdiagnostisch von Pilzerkrankungen abgetrennt werden müssen. Auch die sogenannte Pityriasis alba kann als Minimalvariante gedeutet werden. Hier sieht man relativ scharf begrenzte weißliche Flecken mit kreisförmiger kleieförmiger Schuppung besonders an lichtexponierten Hautarealen während der Sommerzeit. Bei dunkelhäutigen Menschen stellt dies ein größeres Problem dar.

Speziell betroffene Körperregionen

Bei einzelnen Patienten kann sich die Neurodermitis ausschließlich an bestimmten Hautarealen manifestieren, z.b. an den Augenlidern als atopisches Lid-Ekzem oder den Brustwarzen (Mamillen-Ekzem) oder im behaarten Kopf einhergehend mit starkem Juckreiz sowie im Genitalbereich als Skrotal- oder Vulva-Ekzem.

Man muss festhalten, dass es in der Vielgestaltigkeit der Morphologie der Neurodermitis auch andere Verteilungsmuster geben kann, nämlich Betroffenheit der Streckseiten auch nach dem Kleinkindesalter, wo man trockene, feine Knötchen in der Aussaat über den Knie- und Ellbogenstreckseiten findet. Dieser Typ wurde auch im Zusammenhang mit im Sandkasten spielenden Kindern und der dadurch erzeugten Reibung als »Sandbox-Dermatitis« bezeichnet. Es ist auffällig, dass bei der schwarzen Bevölkerung in Afrika dieser Typ häufiger zu sein scheint als bei europäischen oder US-amerikanischen Patienten.

Auch das Nagelorgan kann betroffen sein mit Entzündungen des den Nagel umgebenden Areals (Paronychie), einem Verlust oder einer trockenen Entzündung des Nagelhäutchens (Epionychitis sicca), mit durch die Entzündung zum Teil hervorgerufenen Nagelwachstumsstörungen in Form von Querrillen bis hin zu Dystrophie des Nagelorgans.

Bei Erwachsenen kann das atopische Ekzem ausschließlich auf die Hände oder Füße beschränkt sein. Eine Sonderform ist das sogenannte dyshidrotische Hand- und Fußekzem, wo es über stark juckende kleine Bläschen an den Handflächen und in den Fingerzwischenräumen mit massivem Juckreiz zu nässenden Hautveränderungen kommt, die später in übermäßige Verhornung und Rhagadenbildung münden. So kann ein sogenanntes »dyshidrotisches« Handekzem in ein »hyperkeratotisch-rhagadiformes« Handekzem übergehen.

Handekzeme können prinzipiell auch durch Kontaktallergie oder durch toxisch irritative Schädigung entstehen. Häufig ist die kausale Abgrenzung nicht ganz einfach.

Stigmata der Atopie

Nach der Beschreibung der aktuellen Krankheitssymptome und ihrer Minimalvarianten muss bei der Besprechung der Neurodermitis eine kurze Erwähnung der sogenannten »Stigmata« erfolgen. Darunter verstehen wir Hautveränderungen, die selbst keinen notwendigen Krankheitswert besitzen und auch nicht mit einem aktuellen Krankheitsgefühl einhergehen, sondern einen konstitutionellen Charakter haben.

Aus ihnen kann der Geübte das Vorliegen einer sogenannten atopischen Diathese erkennen. Die wichtigsten Stigmata sind in Tab. 3 aufgeführt. Am klarsten assoziiert mit Neurodermitis sind die allgemeine Trockenheit der Haut, die bizarr linieären Furchen an den Handflächen und Fußsohlen (Ichthyosis-Hände und -Füße) sowie die doppelte Unterlidfalte (Atopie-Falte nach Dennie-Morgan).

Bei Vorliegen respiratorischer atopischer Erkrankungen findet man auch den weißen Dermographismus sowie die Gesichtsblässe mit den periorbitalen Schatten (»Disco-Augen«), die einen »kaputten« Eindruck machen und deshalb für viele Betroffene eine wesentliche Störung darstellen.

Unter dem weißen Dermographismus versteht man ein Weißwerden der Haut nach tangentialer Druckausübung (z.B. mit dem Spatel) innerhalb bis 90 Sekunden. Normalerweise wird die Haut dann rot (roter Dermographismus). Bei dem Krankheitsbild der Urticaria factitia kommt es zu einer urtikariellen (wie Nesselsucht) Aufschwellung im Sinne einer linearen Quaddelbildung der druckbelasteten Region.

Tab. 3: **Atopie-Stigmata**

- Trockene Haut = Sebostase = Xerose
- Vertiefte, bizarre Handlinien an Handflächen und Fußsohlen (Ichthyosis-Hände und/oder -Füße)
- Geradlinige Furchen (»Grooves«) der Fingerkuppen
- Doppelte Unterlidfalte (Atopie-Falte, Dennie-Morgan)
- Lichtung der seitlichen Augenbrauen (Hertoghe Zeichen)
- Pelzkappenförmiger Haaransatz (niedrige temporale Haarlinie)
- Gesichtsblässe mit Schatten im Bereich der Augen (Halo, übernächtiges Aussehen)
- Weiße Hautschrift (Dermographismus)
- Verzögerte Weißreaktion nach Azetylcholin

Komplikationen der Neurodermitis

Durch eine abgeschwächte Immunabwehr des Hautorgans (s.u. Pathophysiologie) kann es bei Patienten mit Neurodermitis zu zum Teil schweren und bedrohlichen infektiösen Komplikationen kommen, die insbesondere bakterieller oder viraler Natur sind.

Bakterielle Infektionen

Die Haut von Patienten mit atopischem Ekzem ist vermehrt kolonisiert mit dem Eitererreger Staphylococcus aureus, auch auf der unbefallenen Haut und am Naseneingang sowie unter den Nägeln. Bei einem akuten Schub kann es deshalb zu einer Eiterinfektion »Impetiginisierung« des Ekzems kommen, sodass manchmal eine systemische antibiotische Behandlung erforderlich wird.

Virale Infektionen

Am gefürchtetsten war bis in die 80er Jahre die Komplikation des »Eczema vaccinatum«, das nach Pockenimpfung auftrat und mit einem schweren Krankheitsgefühl, hohem Fieber, Lymphknotenschwellung bis hin zu lebensbedrohlichen neurologischen Erscheinungen führen konnte. Deshalb durften Neurodermitiker nicht gegen Pocken geimpft werden.

Dieses Problem stellt sich heute nach Ausrottung der Pocken (Variola vera) nicht mehr und wird nur theoretisch im Hinblick auf mögliche »Bio-terroristische« Anschläge diskutiert (s.u.).

Ähnlich dramatisch kann eine Infektion mit dem Herpes simplex-Virus (HSV1 und HSV2) bei Neurodermitikern wirken: Innerhalb von Stunden kann es zu hohem Fieber und zur Entwicklung von Bläschen und punktförmig erodierten Arealen am ganzen Körper kommen (Eczema herpeticatum), zuerst beschrieben von dem berühmten Wiener Dermatologen Kaposi. Die Prognose dieser schweren Erkrankung ist durch die Einführung intravenöser Virustatika (z.B. Aciclovir) wesentlich besser geworden.

Aber auch andere Viren, wie z.B. das Dellwarzenvirus aus der Pockenvirusgruppe (Molluscum contagiosum), oder gemeine Warzen durch humane Papillomviren

(HPV) verlaufen bei Patienten mit Neurodermitis häufig schlimmer und langwieriger als bei Normalpersonen.

Atopische Atemwegserkrankungen und andere Allergien

Wie aus dem Begriff der »Atopie« bereits hervorgeht, leiden viele Neurodermitiker auch unter allergischen Atemwegserkrankungen, im Kindes- und jugendlichen Alter schätzungsweise über 50 %.

Dabei kann es auch zu dem sogenannten »Etagen-Wechsel« kommen, wo aus einem Asthma oder einem Heuschnupfen eine Neurodermitis wird, oder umgekehrt.

Es gibt auch Patienten, die an allen drei atopischen Erkrankungen leiden. Manche von ihnen zeigen einen »alternierenden« Verlauf: Wenn das Asthma schlimm ist, ist die Haut relativ gut; wenn ein Neurodermitisschub kommt, wird das Asthma besser. Nach Erfahrung des Autors handelt es sich hier aber eher um eine Minderheit der Patienten. Viele erleben die schubweisen Verschlechterungen von Haut und Atemwegen zusammen.

Dabei ist es nicht so, dass die Leidensqualität von vornherein und von außen klar beurteilt werden könnte. Wenn man die Patienten fragt, was sie schlimmer empfinden, sagen manche »das Asthma«, aber eine ganze Reihe auch ganz klar »die Neurodermitis«.

Es muss deshalb in der Behandlung und im Management von Neurodermitis-Patienten auch die Problematik von Atemwegserkrankungen und Allergien mit gedacht werden.

Besonders im Kindesalter sind bei Neurodermitikern auch Nahrungsmittel-Allergien häufig, beginnend mit den Auslösern Hühnerei und Kuhmilch, dann Erdnuss und Baumnüsse sowie mit der Entwicklung des Heuschnupfens die sogenannten Pollen-assoziierten Nahrungsmittel (s.u.). Das Auftreten einer lebensbedrohlichen Anaphylaxie durch Nahrungsmittel-Allergene gehört beim Neurodermitiker zum Risiko, das aufgedeckt und klar besprochen werden muss.

Selten aber lebensbedrohlich und sehr belastend sind anaphylaktische Reaktionen gegen Seminalplasma bei Frauen, die nach dem Koitus einen anaphylaktischen Schock erleiden. Es handelt sich hierbei fast durchwegs um Neurodermitikerinnen, die auch unter Nahrungsmittel-Allergien leiden. So exotisch dieses Krankheitsbild klingt, es ist nicht so selten; an der Münchner Klinik sehen wir jedes Jahr mehrere Patientinnen.

Augenveränderungen

Am Auge können durch die Neurodermitis nicht nur die Lider betroffen sein, sondern es gibt auch allergische Erkrankungen der Konjunktiva (Bindehaut) und der Hornhaut. Besonders gefürchtet ist die atopische Keratokonjunktivitis bei schwerer Form von Neurodermitis. Aus der Literatur weiß man auch um eine höhere Häufigkeit von grauem Star (Katarakt) bei Neurodermitikern. Es bleibt offen, wie weit dieser durch zu intensive Applikation von Glukokortikoiden hervorgerufen wird.

Lichtempfindlichkeit

Es gibt bei der Neurodermitis Untergruppen im Sinne eines »Winter-Typs« und eines »Sommer-Typs«, wo es insbesondere in der jeweiligen Jahreszeit zu starken Schüben kommt. Beim Sommertyp hat man oft auch die Sonne oder Hitze als ursächlichen Faktor angenommen, bevor erkannt wurde, dass die Pollen in der Außenluft den Neurodermitisschub hervorrufen (s.u.).

Die häufigste Form von Lichtüberempfindlichkeit in der nördlichen Hemisphäre ist die im Volksmund als »Sonnenallergie« bezeichnete sogenannte polymorphe Lichtdermatose. Hier kommt es, insbesondere im Frühjahr nach der ersten heftigen Sonnenexposition, zu mäßig juckenden Hautveränderungen an oft vorher nicht belichteten Hautarealen, die dann im Verlauf des Sommers abheilen. Diese polymorphe Lichtdermatose scheint bei Neurodermitikern häufiger aufzutreten als bei der Normalbevölkerung.

Co-Morbidität

Neben den bekannten atopischen Atemwegserkrankungen gibt es Beziehungen zu einer Reihe von anderen Erkrankungen, insbesondere genetisch bedingten Hauterkrankungen (Genodermatosen), aus deren Pathophysiologie man auch viel über die Mechanismen der Entstehung einer Neurodermitis lernen kann. Dies gilt besonders für die häufigste Verhornungsstörung des Hautorgans, die sogenannte Ichthyosis vulgaris (Fischschuppen-Krankheit), die auf einer Mutation des epidermalen Proteins Filaggrin beruht (s.u.).

Es wird diskutiert, dass bestimmte Haarerkrankungen (evtl. Alopecia areata, kreisrunder Haarausfall) oder Pigmentstörungen (Weißfleckenkrankheit = Vitiligo) bei Neurodermitis häufiger auftreten können als in der Normalbevölkerung.

Co-Protektion

Während die Literatur sehr viel berichtet über assoziierte Krankheiten, die bei Neurodermitis häufiger auftreten, gibt es relativ wenig Literatur über Krankheiten, die eher selten mit atopischem Ekzem assoziiert sind. Dazu gehören Volkskrankheiten wie der Diabetes mellitus (Typ I), die rheumatoide Arthritis, aber auch die Schuppenflechte (Psoriasis). Diesen Erkrankungen – die auch unter die Rubrik Autoimmunerkrankungen gerechnet werden – liegt eine Immunreaktion mit bestimmter Ausrichtung (Th1) vor, während die Pathophysiologie der Entstehung der Neurodermitis durch eine Th2-Reaktion charakterisiert ist (s.u.).

Aus diesen Beobachtungen und insbesondere aus seltenen Fällen von Patienten, die gleichzeitig beide Erkrankungen (z.B. Psoriasis und Neurodermitis) aufweisen, kann man ungeheuer viel über die Mechanismen dieser Erkrankungen lernen (Eyerich et al. 2011).

Diagnostische Kriterien

Aus dem Geschilderten ist klar geworden, dass es sich bei der Neurodermitis nicht um eine ganz leicht und prima vista sofort diagnostizierbare Hauterkrankung aufgrund von morphologischen Kriterien handelt, vielmehr ist eine Fülle von Faktoren bezüglich aktueller Symptome, Stigmata, aber auch der Anamnese zu bedenken.

Deshalb haben sich in den vergangenen Jahrzehnten unterschiedliche Skalen mit diagnostischen Kriterien entwickelt, von denen eine bestimmte Anzahl erfüllt sein muss, damit die Diagnose »Neurodermitis« (»atopisches Ekzem«) eindeutig gestellt werden kann.

Die wichtigsten dieser Kriterien wurden von dem Amerikaner Jon Hanifin und dem Norweger Georg Rajka in den frühen 80er Jahren entwickelt, von denen drei »Major-« und drei zusätzliche »Minor«-Kriterien erfüllt sein müssen (Tab. 4).

Diese Kriterien haben für die wissenschaftliche Bearbeitung große Fortschritte gebracht, für den täglichen Alltag erscheinen sie jedoch relativ kompliziert. Deshalb wurden von einer englischen Arbeitsgruppe Anfang der 90er Jahre um Hywell Williams aus Nottingham die sogenannten diagnostischen Kriterien der UK Working Party vorgestellt (Tab. 5). Der Autor selbst (J. R.) hat bereits 1982 ein noch einfacheres Schema von sechs diagnostischen Kriterien vorgeschlagen, wonach bei Vorliegen von mindestens vier die Diagnose »Neurodermitis« gestellt werden kann (Tab. 6).

Tab. 4: **Diagnostische Kriterien für Neurodermitis** (atopisches Ekzem nach Jon Hanifin und Georg Rajka)

Mindestens 3 »Major«-Kriterien	Plus 3 oder mehr »Minor«-Kriterien
Juckreiz Typische Morphologie und Verteilung • Beugenbefall oder Linearität bei Erwachsenen • Befall des Gesichts und der Streckseiten bei Säuglingen und Kindern • Chronische oder wiederkehrende Dermatitis Eigen- oder Familienanamnese von Atopie (Asthma, allergische Rhinitis, atopisches Ekzem)	• Trockene Haut • Ichthyose/palmare Hyperlinearität/Keratosis pilaris • Hauttest-Reaktivität vom Soforttyp (Typ I) • Erhöhtes Serum-IgE • Beginn im frühen Lebensalter • Tendenz zu Hautinfektionen (besonders Staphylococcus aureus und Herpes simplex)/ abgeschwächte zellvermittelte Immunität • Tendenz zu unspezifischer Hand- oder Fußdermatitis • Mammillenekzem • Cheilitis • Rezidivierende Konjunktivitis • Dennie-Morgan-Infraorbitalfalte • Keratokonus • Anteriore subkapsuläre Katarakte • Orbitale Schatten • Gesichtsblässe, Gesichtserythem • Pityriasis alba • Vordere Halsfalten • Juckreiz beim Schwitzen • Unverträglichkeit gegen Wolle und Fettlösungsmittel • Perifollikuläre Akzentuierung • Nahrungsmittelunverträglichkeit • Verlauf wird durch Umwelt, emotionelle Faktoren beeinflusst • Weißer Dermographismus/verzögerte Weiß-Reaktion

Tab. 5: **Diagnostische Kriterien für atopisches Ekzem der UK Working Party**

Die Diagnose wird gestellt bei einem juckenden Hautausschlag, der mit 3 oder mehr der folgenden Kriterien einhergeht:

• Anamnese des Befalls der Beugen (Ellenbeuge, Vorderseite Fußknöchel, Hals, im Kindesalter unter 4 Jahren Wangen)
• Anamnese von Asthma oder Heuschnupfen beim Patienten oder einer atopischen Erkrankung bei einem Verwandten ersten Grades (z.B. Mutter, Vater, Bruder oder Schwester) bei Kindern unter 4 Jahren
• Anamnese einer allgemeinen Hauttrockenheit im letzten Jahr
• Sichtbare Beugenekzeme (oder Ekzem der Wangen/Stirn oder Streckseiten der Extremitäten bei Kindern unter 4 Jahren)
• Beginn während der ersten 2 Lebensjahre (entfällt bei Kindern unter 4 Jahren)

Tab. 6: **Diagnostische Kriterien für atopisches Ekzem nach Ring**

Die Diagnose atopisches Ekzem kann gestellt werden, wenn mindestens 4 der folgenden 6 Kriterien zutreffen:

- Altersspezifische Morphologie
- Juckreiz
- Altersspezifische Verteilung der Hautveränderungen
- Stigmata des atopischen Ekzems (»Typus neurodermiticus«)
- Eigen- oder Familienanamnese von Atopie
- Nachweis einer IgE-vermittelten Sensibilisierung

Schweregraderfassung

Wenn die Diagnose »Neurodermitis« gestellt ist, ist es wichtig, den Schweregrad zu bestimmen, insbesondere für klinische Studien oder epidemiologische Abfassungen, oder auch um den Therapie-Verlauf einfach zu verfolgen. Auch hierfür gibt es verschiedene Verfahren, von denen sich das Scoring Atopic Dermatitis (SCORAD) durchgesetzt hat. Es wurde von Experten aus elf europäischen Ländern über mehrere Jahre Anfang der 90er Jahre entwickelt und in vielen Studien validiert. Der SCORAD hat den Vorteil, dass er sowohl objektive Befunde, und zwar nicht nur Ausdehnung und Intensität, sondern auch unterschiedliche Qualitäten von Hautveränderungen erfasst, wie sie ja gerade im Verlauf der Neurodermitis eben auftreten können (Lichenifikation versus, Prurigoknoten versus, infiltriertes Erythem etc.) Abb. 6 zeigt den SCORAD, der für den Geübten in ca. 5–10 Minuten zu erheben ist.

Zwischenzeitlich hat dieselbe Arbeitsgruppe ein Patienten-orientiertes Instrument (PO-SCORAD) entwickelt, mit dem sich der Patient selbst einschätzen und seinen Krankheitsverlauf dokumentieren kann.

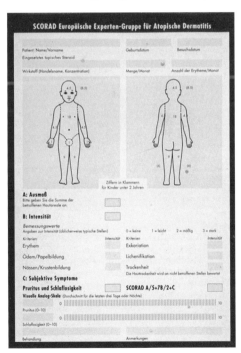

Abb. 6 Schweregrad-Skala zur Messung der Intensität der Neurodermitis (Scoring Atopic Dermatitis, SCORAD) nach European Task Force Atopic Dermatitis (ETFAD) (zitiert bei Ring 2012)

Stufenplan der Therapie

In Abhängigkeit vom Schweregrad der Neurodermitis (SCORAD) sollte auch die jeweilige Therapieoption ausgewählt werden. Hierzu existieren mehrere Therapieschemata (Werfel T et al., S2-Leitlinie, AMWF reg 013/027; Darsow et al. 2010; Ring J, Alomar A, Bieber et al. 2012).

Exemplarisch soll hier kurz die Stufentherapie nach S2-Leitlinie vorgestellt werden (Abb. 7).

Stufe 4: persisitierende, schwere Ekzeme	Vgl. Stufe 3* + systemische Therapie
Stufe 3: moderate Ekzeme	Vgl. Stufe 2* + Glucocorticoide (Klasse 2 oder 3; äußerlich) und/oder top. Calcineurin-Inhib.**
Stufe 2: leichte Ekzeme	Vgl. Stufe 1* + Antiseptika, + Antipruriginosa, + Glucocorticoide (Klasse 1 oder 2; äußerlich) und/oder topische Calcineurin-Inhibitoren**
Stufe 1: trockene Haut	Basispflege der Haut Vermeidung und Reduktion der Provokationsfaktoren

* UV- Therapie häufig ab Stufe 2 indiziert (nicht bei Kindern
** First-line Therapie: In der Regel topische Glukokotikosteroide

Abb. 7 Stufenplan der Neurodermitistherapie (modifiziert nach Neurodermitis S2-Leitlinie, AMWF reg 013/027)

Bei Stufe 1, mit dem vorherrschenden Symptom trockene Haut, ist die Basistherapie und Meidung der Triggerfaktoren ausreichend. Besonders der Stellenwert der Basistherapie muss immer wieder herausgestellt werden. In keinem Stadium der Neurodermitis darf diese fehlen. Leichte Ekzeme mit einem SCORAD unter 15 bis 20 erfordern zusätzlich zu Stufe 1 die Applikation von antiseptisch wirkenden Substanzen. Zusätzlich können auch juckreizstillende Topika oder H1-Antihistaminika systemisch eingesetzt werden. Häufig finden topische Glucocorticoide (schwach bis mittelstark wirksam, entsprechend Klasse I und II) Verwendung. Aufgrund des theoretischen Risikos für das Auftreten von Lymphomen wurden die topischen Calcineurininhibitoren »nur« als Second-line-Therapeutika eingestuft; Mittel der ersten Wahl bleiben die Glucocorticoide. Nach neueren Langzeitstudien (Petite-Study) können sie auch als first-line eingesetzt werden. Bei der Lichttherapie werden ebenfalls cancerogene Effekte diskutiert, laut Leitlinie sollte deshalb der Einsatz bei Kindern streng bedacht werden. Bei Nichtansprechen der Therapie kann die Wirkstärke der Glucocorticoide (mittelstark bis schwach wirksam) erhöht werden. Nur bei sehr starken, persistierenden Ekzemen und einem SCORAD von ca. über 40 bis 50, wie es bei ca. fünf Prozent der Betroffenen der Fall ist, wird eine systemische Therapie erforderlich. Hierbei finden vorwiegend peroral oder parenteral zu applizierende Immunsuppressiva Verwendung. Ein starker antimikrobieller Befall sollte durch systemische Gabe von Antibiotika oder Virustatika behandelt werden. Der akute Schub kann auch einen kurzfristigen stationären Aufenthalt erforderlich machen (Ring 2012).

Allerdings darf beim atopischen Ekzem nicht nur die medikamentöse Therapie gesehen werden. Die spezielle Rolle der Hautpflege wurde schon bereits oben erwähnt. Daneben gilt es, die Provokationsfaktoren zu meiden. Beim Vorliegen einer Nahrungsmittelallergie kann dies diätetische Maßnahmen erfordern. Eine weitere Säule der Behandlung stellen mittlerweile auch Neurodermitis-Schulungen dar, in denen die Patienten bzw. deren Eltern wichtige Informationen über die Krankheit und den Umgang mit ihr erlernen. Empfehlungen hierzu liefert die Arbeitsgemeinschaft Neurodermitisschulung e.V. (AGNES; vgl. Prävention). Seit 2007 wird dies auch von den Krankenkassen übernommen. Die starke seelische Komponente kann ferner eine psychosomatische Betreuung notwendig machen.

Neurodermitis erfordert also mehr als nur Medikamente, viele weitere Faktoren gilt es bei der Behandlung der Neurodermitis zu berücksichtigen. Es hat sich daher etabliert, nicht von einer Therapie des atopischen Ekzems, sondern vielmehr von einem »Neurodermitis-Management« zu sprechen (Ring 2012).

Trotz der Vielzahl an Therapiemöglichkeiten ist bei manchen Neurodermitikern eine vollständige Heilung nicht möglich, aber man kann lernen, »mit der Krankheit zu leben«.

Genetik

Die familiäre Betroffenheit ist ein Hauptcharakteristikum der Neurodermitis. Seit 1923 Coca und Cooke den Begriff »Atopie« einführten und Sulzberger und Wise die atopische Hauterkrankung als atopische Dermatitis/atopisches Ekzem hinzufügten (s.o.).

Eine der wichtigsten Methoden der klassischen Genetik ist die Verfolgung einer Krankheit innerhalb von Familienstammbäumen oder Zwillingsstudien, welche die eindeutige Abschätzung von genetischen Ursachen versus Umwelteinflüssen erlauben. Verschiedene Zwillingsstudien in Dänemark und in der Schweiz zeigten eindeutig, dass bei eineiigen Zwillingen die Konkordanz bei ca. 80 % für Neurodermitis lagen, während zweieiige Zwillinge nur zu 20–30 % erkrankten (Schnyder, Wüthrich).

Familienstudien zeigen, dass das Atopie-Risiko dann steigt, wenn Eltern an atopischen Erkrankungen leiden und zwar besonders, wenn beide Eltern von Neurodermitis betroffen sind (Tab. 7).

Tab. 7: **Risiko eine Neurodermitis zu entwickeln für Kinder abhängig vom Atopie-Status der Eltern** (nach Kjellman 1977)

Eltern	Atopierisiko (% im 12. Lebensjahr)
Ohne Atopie	10–15
Ein Elternteil atopisch	20–30
Zwei Elternteile atopisch (unterschiedliche Manifestation)	30–40
Zwei Elternteile atopisch (gleiche Manifestation)	60–80

Jahrelang versuchte man, einen entscheidendes Gen für das Merkmal »Atopie« oder »atopisches Ekzem« zu finden. Dabei war aus der einfachen klassischen Genetik schon klar geworden, dass es sich hier nicht um einen »monogenen« Erbgang handelt, wie bei vielen seltenen Erbkrankheiten. Vielmehr handelt es sich um eine komplexe Erkrankung, zu deren Entstehen zahlreiche Gene beitragen.

Die größten Fortschritte waren durch die Entwicklung der molekularen Genetik zu verzeichnen, mit deren Hilfe es gelingt, Veränderungen, z.B. Mutationen, auf einzelnen Genen in Beziehung zu gestörten Funktionen oder zu Krankheiten zu setzen. Während man bei der Kandidaten-Gen-Analyse bereits bestimmte Gene auswählt, die von ihrer Funktion her eine Rolle in der Entstehung der Atopie oder der Neurodermitis spielen könnten, gelingt es durch verbesserte – schnellere und preiswerte – Techniken, jetzt das gesamte Genom zu untersuchen. In solchen Genomweiten Assoziations-Studien (GWAS) werden dann Veränderungen auf bestimmten Gen-Orten mit Merkmalen einer Krankheit oder eines Reaktionstyps assoziiert. Dabei können auch Gen-Orte entdeckt werden, die bislang unbekannt sind und wo man nicht weiß, für welche Funktionen die dort kodierten Proteine im Körper zuständig sind.

Tatsächlich fanden sich in diesen ausführlichen Untersuchungen fast auf jedem Chromosom Gene, die mit Merkmalen oder Krankheitstypen atopischer Krankheiten assoziiert waren (Tab. 8).

Tab. 8: **Assoziationen von Merkmalen der Atopie bzw. der Neurodermitis mit Genloci auf verschiedenen Chromosomen**

Atopie und atopisches Ekzem: Assoziierte Kandidatengene		
Region	**Kandidatengen**	**Assoziierte weitere Phenotypen**
1q31–32	?	Psoriasis
1q21	EDC: Filaggrin	Ichthyosis vulgaris, eczema, asthma
3p24	Chemokine RANTES	–
3q21	COL29A1	Eczema
4q35.1	IRF2	–
5q31	SPINK5	Netherton
(Common loci	IL-4 cluster	Asthma, Rhinitis, SPT, Total IgE
with IBD)	IL-13	Asthma, BHR, SPT, Total IgE
	CD14	Asthma, Rhinitis, SPT, Total IgE, Specific IgE
11q13	FCER1B, FCER1A	Atopy, asthma, t/s IgE, eczema
13q12–14	?	–
14q11.2	Mast-cell chymase	–
16p11.2±12.1	IL-4-receptor alpha	Asthma, BHR, Rhinitis, Total IgE
17qcen–q11	NOD2A	Asthma, SPT
17q11–q12	RANTES	Asthma, Eosinophil level
	MCP1	Asthma, Eosinophil level
17q21	Eotaxin	Asthma, BHR
19p13.3	TXA2	Total IgE
19q13.1	TGFB1	Asthma, SPT, Total IgE, Specific IgE

Der größte Durchbruch entstand durch die Entdeckung einer schottisch-irischen Arbeitsgruppe um die Forscher McLean und Irvine, die das lange gesuchte Gen für die häufigste Verhornungsstörung, die sogenannte Ichthyosis vulgaris (Fisch-schuppen-Krankheit) auf Chromosom 1 in der sogenannten Zone des epidermalen Differenzierungskomplexes (EDC) entdeckten. Nachdem das Merkmal trockene Haut und auch die bizarre Furchenbildung an Handflächen und Fußsohlen bei vielen Neurodermitis-Patienten manchmal stark an Ichthyosis erinnern, lag es nahe, auch bei Neurodermitis-Patienten nach diesen Mutationen zu suchen. Tatsächlich fand sich, dass eine Mutation, die an dem Gen für das epidermale Protein Filaggrin zum Funktionsverlust führt, entscheidend für die Ausbildung dieser Merkmale ist. Homozygote Träger der Filaggrin-Mutation entwickeln die autosomal dominante Ichthyosis vulgaris. Bei Vorliegen einer heterozygoten Mutation besteht ein drei- bis vierfaches Risiko, eine Neurodermitis zu entwickeln.

In unmittelbarer Nähe des Filaggrin-Gens liegen andere Gen-Orte, die möglicher-weise ebenfalls für Störungen des epidermalen Stoffwechsels von Bedeutung sind und auch bei Neurodermitis eine Rolle spielen können.

Auch Gene der epidermalen Eiweiß-abbauenden Enzyme (Proteasen) bzw. von Hemmstoffen der Proteasen können eine Rolle spielen; dies geht aus Untersu-chungen einer seltenen Erbkrankheit, des sogenannten Netherton-Syndroms hervor, wo es neben Haarwachstumsstörungen und Ichthyosis in einer besonderen Ausprä-gung auch zu ekzematosen Hautveränderungen kommt. Hier wurde ein Polymor-phismus im sogenannten SPINK 5-Gen, das an der Kodierung eines Serin-Protease-Inhibitors beteiligt ist, gefunden.

Neben Genen der epidermalen Differenzierung fanden sich vor allen Dingen auch Polymorphismen bei Genen der Immunantwort, und zwar sowohl der angeborenen, als auch der adaptiven Immunreaktion (s.u.).

Daneben ergaben sich aus den großen GWAS-Meta-Analysen neue Gen-Loci, die hochsignifikant mit dem Auftreten von Neurodermitis assoziiert sind, deren Funkti-on jedoch bislang noch nicht genau bekannt ist.

Störungen der Hautfunktion bei Neurodermitis

Um die Veränderungen, die bei Neurodermitis in den obersten Hautschichten zur Entstehung der entzündlichen Reaktion führen, zu verstehen, sollen kurz der Aufbau und Funktion der normalen Haut dargestellt werden.

Struktur und Funktion des Hautorgans

Die Haut ist mit einer Größe von 1,5–2,5 m^2 das flächenmäßig größte Organ des Menschen. Manche staunen darüber, dass man die Haut überhaupt als »Organ« bezeichnet; sie wird vielmehr einfach als Hülle empfunden für alle übrigen wichtigen Organe. Für den Autor war es ein interessantes Erlebnis, als er Menschen über ihre Eindrücke von der Ausstellung plastinierter Leichen des Anatomen von Hagen nach ihren Gefühlen fragte. Es waren dies junge Menschen, Oberschüler und Studenten, die sagten: »Das war ganz toll, das hat uns gar nichts ausgemacht, bloß die paar Präparate, wo die Haut noch dran war, da hat es uns gegruselt!« Die anderen Präpa-

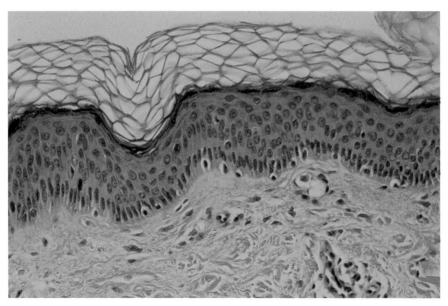

Abb. 8   Feingeweblicher Aufbau der oberen Hautschicht im Normalzustand (Färbung Hämatoxylin-Eosin, mit freundlicher Erlaubnis V. Steinkraus)

rate waren eben einfach Muskel, Knochen oder Nervengebinde, aber es fehlte das Organ, an dem man den Menschen erkennt.

In erster Linie ist die Haut das Grenzorgan, das uns und unseren Organismus von der Umwelt trennt.

Ganz natürlicherweise sind deshalb Hautärzte immer in vorderster Front von umweltmedizinischen Fragestellungen vieler Art, einschließlich Allergien.

Die Haut hat eine ganze Reihe von wesentlichen Funktionen (Tab. 9).

Die Haut ist die Barriere, die innen und außen trennt, aber nicht undurchlässig, sondern in wohl kalkulierter Weise wasserdurchlässig (s.u.) ist. Sie schützt vor physikalischen, chemischen und biologischen Einflüssen.

Die Haut ist auch ein Stoffwechselorgan; man findet die Enzymketten der wichtigsten Stoffwechselvorgänge alle auch in der Haut; der Keratinozyt hat eine höhere Dichte an Beta-Adrenozeptoren, als der Herzmuskel, ohne dass wir eigentlich recht wissen, wozu diese Katecholamine in der Haut gut sind. Die Haut ist auch ein Immunorgan; sie enthält alle Zellen und Produktionsstätten der entsprechenden Botenstoffe, die zur Ausbildung einer Immunantwort nützlich sind. In Anlehnung an den Darm mit einem »Gut-Associated Lymphoid Tissue« (GALT) kann man auch von einem »Skin Associated Lymphoid Tissue« (SALT) sprechen.

Die Haut ist ein wesentliches Sinnesorgan, nur über die Haut können wir unsere Umwelt »begreifen« – manchmal ist das schmerzhaft.

Die Haut ist auch wesentlich für die Konstanthaltung der Körpertemperatur über die in ihr befindlichen Schweißdrüsen.

Tab. 9:   **Funktionen des Hautorgans**

- Grenze
- Schutz (Barriere)
  - Physikalisch
  - Chemisch
  - Biologisch
- Wärmeregulation und Stoffaustausch
- Stoffwechselorgan
- Sinnesorgan
  - Temperaturempfinden
  - Tastsinn
  - Schmerz
  - Juckreiz
- Immunorgan
- Ausdrucksorgan der Seele
- Ästhetische Funktion

Über die größeren apokrinen Schweißdrüsen, vor allen Dingen in den intertriginösen Räumen und unter den Achseln werden Duftstoffe mit Hormoncharakter – Pheromone – produziert, deren Rolle im Tierreich für die Reproduktion über die Partnerwahl ganz entscheidend ist. Inwieweit dies auch beim Menschen noch tatsächlich bedeutungsvoll ist, wird diskutiert. Allerdings bestehen enge Beziehungen zwischen der immunologischen Individualität eines Menschen (Transplantationsantigene MHC (Major Histocompatibility Complex) und Geruchs-Sensationen, sodass der Satz »den kann ich nicht riechen« tatsächlich auch eine somatische Bedeutung bekommt. In manchen bayerischen Volkstänzen hat der Mann ein Taschentuch unter der Achsel, das er nach dem Tanz seiner Angebeteten überreicht. Im Achselschweiß lassen sich männliche Hormone mit Pheromon-Charakter nachweisen, z.B. Androstendion.

Die Haut ist – neben den Augen – das wichtigste Ausdrucksorgan der Seele. Die sogenannte Schamesröte (Erythema e pudore) unterliegt nicht dem Willen. Es gibt in der Literatur eine Fülle von Vergleichen zur »Haut als Spiegel der Seele«, »die Haut zum Markte tragen«, »aus der Haut fahren«, »das geht unter die Haut«, die auf diese Beziehung hinweisen.

Entsprechend hat die Haut auch eine wichtige ästhetische Funktion, die über das rein »kosmetische« weit hinausgeht.

Anatomie des Hautorgans

Von innen nach außen besteht die Haut aus drei großen Schichten, der Unterhaut (Subcutis), die direkt über der Scheidehaut des Muskels (Faszie) liegt, die Lederhaut (Dermis oder Corium), die das hauptsächliche Bindegewebe enthält und die Oberhaut (Epidermis), die letztlich die Barrierefunktion vermittelt. Die Oberhaut gliedert sich von innen nach außen in folgende Schichten:
• Stratum basale oder germinativum (Basalschicht),
• Stratum spinosum (Stachelzellschicht),
• Stratum granulosum (Körnerschicht) und
• Stratum corneum (Hornschicht).

Die Hornschicht ist nicht nur das Überbleibsel der abgestorbenen hornbildenden Zellen (Keratinozyten), sondern stellt das Endprodukt eines hochspezialisierten Vorganges der epidermalen Differenzierung dar und ist wesentlich zur Aufrechterhaltung der Barrierefunktion über die Bildung einer Schicht, die man nach dem amerikanischen Forscher Peter Elias, als Gebilde von »Ziegelsteinen und Zement« (Pricks and Mortar) beschreiben kann. Zwischen den Zellen liegen Schichten von Lipiden, die sich mit Keratinfilamenten verbinden. Eine wesentliche Funktion in diesen Differenzierungsprozess kommt dem Protein Filaggrin zu, welches aus Pro-Filaggrin in den sogenannten Keratohyalingranula entsteht und die Keratinfilamente im zellulären Zytoskelett aggregiert. Später wird Filaggrin weiter abgebaut zu kleinen Peptiden und freien Aminosäuren, welche wesentliche Teile der sogenannten natürlichen Feuchtigkeitsfaktoren (Natural moisturizing factors) sind. Wenn die Filaggrin-Funktion gestört ist (s.u.) kommt es auch zur Störung der Barrierefunktion.

Bereits in den 30er Jahren hat Alfred Marchionini das Konzept des »Säuremantels« der Haut beschrieben (Marchionini und Hausknecht 1938). Über den sauren pH-Wert der Hautoberfläche werden wesentliche antimikrobielle Effekte vermittelt. Bei entzündlichen Hauterkrankungen ändert sich der saure pH ins alkalische, was das Wachstum von pathogenen Bakterien erleichtert.

Gestörte Barrierefunktion

Ein wesentliches Merkmal der Haut von Neurodermitikern ist die starke Trockenheit, welche eigentlich als Rauigkeit fassbar ist. Tatsächlich enthält die Haut der Neurodermitiker nicht weniger Wasser; sie lässt aber mehr Wasser durch. Diesem Phänomen liegen einerseits Störungen im Proteinstoffwechsel, aber auch in dem Muster der epidermalen Lipide zugrunde.

Filaggrinmutation

Die wichtigste Entdeckung des letzten Jahrzehnts war die Identifizierung einer Funktionsverlust-Mutation des epidermalen Proteins Filaggrin, welche in homozygoter Weise zur Fischschuppenkrankheit (Ichthyosis vulgaris), bei Heterozygoten zu einem stark erhöhten Risiko für Neurodermitis führt. Neben Filaggrin können noch andere Strukturproteine betroffen sein, wie z.B. Desmoglein, Desmoplakin, aber auch Proteine der sogenannten »Tight Junction« wie Claudin-1 und Claudin-23.

Auch Störungen im Protease- und Protease-Inhibitor-Stoffwechsel sind bei atopischem Ekzem beschrieben worden (s. Genetik).

All dies führt dazu, dass die Barrierefunktion der Haut geschwächt ist. Man kann dies mit unterschiedlichen Techniken messen; die wichtigste ist die Messung des transepidermalen Wasserverlustes, der mit dem Evaporimeter bestimmt wird. Bei Patienten mit Neurodermitis finden sich bereits auf unbefallener Haut, aber noch stärker bei ekzematösen Veränderungen, starke Erhöhungen des transepidermalen Wasserverlustes.

Auch die Reparaturaktivität entsprechend der Regeneration der Epidermis nach bestimmten mechanischen oder chemischen Reizen (Hornschichtabriss oder Irritantien wie Natriumlaurylsulfat) ist gestört. Das führt dazu, dass schädliche Umweltstoffe, wie z.B. Chemikalien, aber auch Bakterien, Viren oder Allergene leichter in die Epidermis eindringen und dort das Immunsystem aktivieren, während dies bei der normalen Haut nicht möglich ist (Abb. 9).

Tatsächlich konnte in Klimakammern gezeigt werden, dass bestimmte Innenraumchemikalien, wie z.B. Formaldehyd oder Volatile organic compounds (VOCs) in üblichen Konzentrationen bei Neurodermitikern bereits signifikante Störungen der epidermalen Barrierefunktion – gemessen als transepidermaler Wasserverlust oder als Verstärkung eines Allergen-induzierten Atopie-Patch-Testes – hervorrufen können.

Die wichtigsten derartigen Innenraumschadstoffe kommen aus Tabakrauch, aber auch aus Hobby-Gewohnheiten (Lösungsmittel, Kleber etc.).

Klinische Symptome einer »empfindlichen Haut«, die häufig mit der Barrierestörung einhergeht, sind
- Juckreiz beim Schwitzen
- Wolle-Unverträglichkeit
- Lösungsmittel-Unverträglichkeit
- Lichtempfindlichkeit.

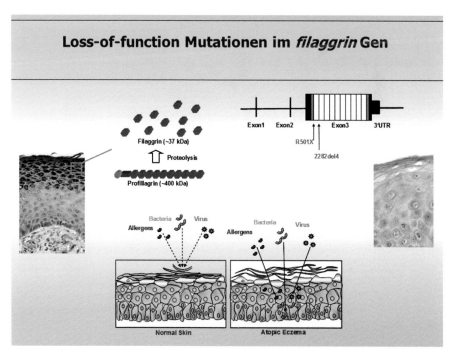

Abb. 9   Mutation im Filaggrin-Gen mit Funktionsverlust, die das Risiko, eine Neurodermitis zu entwickeln, signifikant steigert (mit freundlicher Genehmigung von S. Weidinger)

Basistherapie

Das Ziel in jedem Stadium der Neurodermitis besteht darin, die gestörte Hautbarriere wiederherzustellen. Die verlorengegangenen Lipide (»der Zement«) müssen zugefügt werden, somit werden die Löcher in der Mauer geschlossen und ein weiteres Eindringen von Allergenen und Mikroorganismen verhindert. Der transepidermale Wasserverlust soll ausgeglichen und das Wasserbindungsvermögen der Haut erhöht werden (Abb. 10).

Die Basistherapie bildet das A und O in der Behandlung der Neurodermitis. Jegliche Therapie des atopischen Ekzems ohne sie ist inkomplett.

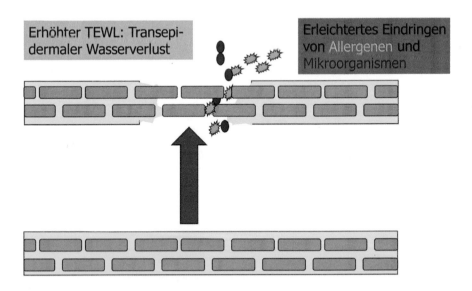

Abb. 10 Ziele der Basistherapie (schematisch)

Hautreinigung

Die Basistherapie beginnt bereits mit der Hautreinigung. Hierbei sind folgende Kriterien zu berücksichtigen:
- Verzicht auf Seifen und irritierende Syndets
- Keine Duftstoffe und Konservierungsmittel
- Kein zu hartes Wasser
- Lieber Duschen als Baden
- Baden: Nicht zu oft (maximal 2 x pro Woche) und nicht zu lange (maximal 10 bis 15 min); Ausnahme: akutes Stadium
- Wassertemperatur maximal 35 °C
- Danach Haut nur abtupfen und nicht abrubbeln
- Nach der Hautreinigung eincremen!

Im Akutstadium wird empfohlen, die Hautreinigung jeden Tag (evtl. sogar mehrmals) durchzuführen, um die infizierten Krusten und Schuppen zu lösen und so die mikrobielle Last zu entfernen. Eventuell kann ein Zusatz von Antiseptika erforderlich sein (s.u.). Auch Salzbäder stellen eine mögliche Option dar.

Bei subakutem und chronischem Verlauf sind Ölbäder indiziert, um eine intensive Rückfettung der Haut herbeizuführen. Hierbei gilt es zwei Formen zu unterscheiden:
- Emulsionsbäder: Enthalten Fette bzw. Öle und Emulgatoren; beim Einbringen in das Badewasser bildet sich eine Emulsion aus.
- Spreitungsbäder: Enthalten nur Fette bzw. Öle, welche einen Film auf dem Badewasser bilden. Beim Aufstehen bleibt der Ölfilm auf der Haut zurück. Vorher sollte eine Reinigung der Haut erfolgen. Eine Kombination mit Seifen oder Syndets muss unterbleiben, sonst wird der Effekt zerstört.

Eine Alternative zu Emulsionsbädern besteht in der Anwendung von Duschölen. In Tabelle 10 ist eine Auswahl von rückfettenden Ölbädern angegeben; Duschöl-Präparate zeigt Tabelle 11.

Tab. 10: **Rückfettende Ölbäder (Auswahl)**
Modifiziert nach: Schürer N, Kresken J. Die trockene Haut, Wissenschaftliche
Verlagsgesellschaft mbH, Stuttgart 2000
und nach: Winterhagen I. Beratungspraxis Neurodermitis, Deutscher Apothekerverlag, Stuttgart 2011

Handelspräparat	Wirksame Bestandteile	Konzentration [%]
Avene® Trixera+ Reinigungsbad Neu	Avene Thermalwasser, Lipidtrio (Ceramide + Fettsäuren + Sterole), Selectiose, Glycin	
Balneoconzen® N	Sojaöl	71,05
Balneovit® Öl	Sojaöl	89,65
Balneum Hermal®	Erdnussöl	84,75
Balneum Hermal® F	Sojaöl Dünnflüssiges Paraffin	46,45 47
Balneum Hermal® plus	Sojaöl Polidocanol	82,95 15
Dermifant® Kinderölbad	Sojaöl	
Dermasence® Pflegebad mit Mandelöl	Mandelöl, Sojaöl, Sonnenblumenöl	
Linola® fett N Ölbad	Dickflüssiges Paraffin Fettsäureester	48 44
Ölbad Cordes®	Sojaöl	84,75
Neuroderm® Mandelölbad	Mandelöl Dünnflüssiges Paraffin	30 69,3

Tab. 11: **Duschöle (Auswahl)**
Modifiziert nach: Schürer N, Kresken J. Die trockene Haut, Wissenschaftliche
Verlagsgesellschaft mbH, Stuttgart 2000
und nach: Winterhagen I. Beratungspraxis Neurodermitis, Deutscher Apothekerverlag, Stuttgart 2011

Handelspräparat	Wirksame Bestandteile	Konzentration [%]
Eubos® Sensitiv Duschöl F	Sojaöl, Färberdistelöl, Ethylhexylstearat, Mandelöl	55
Eucerin® pH5 Creme- Duschöl	Sojaöl, Rizinusöl	55
Eucerin® AtopiControl Dusch- und Badeöl	Omega-Lipide 20%, Sojaöl, Rizinusöl, Polidocanol	65
Sebamed® Duschöl	Avocadoöl	53

Hautpflege

Die Relevanz der Basispflege wurde schon mehrfach erwähnt, sie stellt die zentrale Komponente bei der Therapie der Neurodermitis dar und darf in keinem Stadium fehlen. Auch wenn die Haut keinerlei Anzeichen von Juckreiz, Rötung und Ekzem zeigt, ist sie immer indiziert. Hier ist Durchhaltevermögen gefragt, eine zweimal tägliche Hautpflege muss sein! Eine Non-Adherence kann schnell zur Exazerbation oder Verschlimmerung der Neurodermitis führen. Diskutiert wird, ob man bei Hochrisikokindern die Basispflege nicht auch als Präventivmaßnahme einsetzen kann. Speziell nach der Hautreinigung ist die Pflege essentiell. Verwendet hierfür werden vorwiegend Emollientien, welche der Haut Fett und Feuchtigkeit zufügen. Die Basispflege muss in Abhängigkeit vom Stadium der Neurodermitis (vgl. Tab. 12) ausgewählt werden.

Beim akutnässenden Ekzem erfolgt die Therapie nach dem alten Dermatologen-Grundsatz »Feucht auf feucht.« Je röter die Haut, desto höher sollte der Wasseranteil in der Zubereitung gewählt werden (vgl. auch Abb. 11; Dreiphasendreieck der Dermatikagrundlagen).

Anwendung finden hierbei wässrige Umschläge (zum Beispiel mit schwarzem Tee, Gerbstoffen, vgl. Antipruriginosa). Auch Hydrogele, hergestellt aus Wasser (eventuell unter Zusatz von Alkoholen) und Gelbildnern, werden eingesetzt. Bei Schüttelmixturen (Lotiones) handelt es sich um Mischungen von Feststoffen in Flüssigkeit. Hierbei steht jeweils die kühlende, juckreizstillende, aber auch die austrocknende Wirkung im Vordergrund.

Tab. 12: **Auswahlkriterien für die Basispflege in Abhängigkeit vom Stadium der Neurodermitis**
Modifiziert nach: Abels C, Proksch E. Therapie des atopischen Ekzems. Der Hausarzt 2006; 57: 711–725

Akutes Stadium	**Subakutes Stadium**	**Chronisches Stadium I**	**Chronisches Stadium II**
Juckreiz, Bläschen, Nässen, Krusten, Erosionen, evtl. Superinfektionen	Rötung, Juckreiz Ödem, Papeln, Schuppenkrusten	Trockene Schuppung, Schuppenkrusten, evtl. Lichenifikation, infiltrierte Papeln	Hyperkeratosen, Rhagaden (meist palmoplantar)
Austrocknend: Feucht auf feucht: Feucht-wässrige Umschläge, Hydrogele, hydrophile O/W-Emulsionen	Mild austrocknend, entzündungshemmend: O/W-Emulsionen, evtl. feuchte Kompresse darüber	Hydrophile (O/W) und lipophile Emulsionen (W/O), Fettsalben, weiche Pasten	Keratolytische Salben, Touchieren der Rhagaden, Okklusivverbände mit Glucocorticoiden

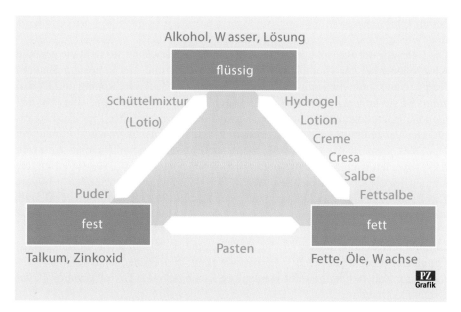

Abb. 11   Das Phasendreieck der Dermatika; PZ-Grafik: Daniels R. Die richtige Galenik für kranke Haut. PZ 24/2009;   nach: Thoma, K., Dermatische Grundlagen und ihre therapeutische Funktion. In: Gloor M, Thoma K, Fluhr J (Eds.). Dermatologische Externatherapie. Springer Berlin 2000.

Im akuten bis subakuten Stadium (abklingendes Erythem, aber Ekzem erkennbar) eignen sich O/W-Emulsionen. Unter Emulsionen versteht man mehrphasige Zubereitungen, die aus Wasser- und Ölphase sowie Emulgatoren bestehen. Bei einer O/W-Emulsion stellt Wasser die äußere Phase dar. O/W-Emulsionen sind meist nur durch einen hohen Zusatz an Emulgatoren zu stabilisieren. Kritisch angemerkt sei hier, dass bei ungünstiger Zusammensetzung der Haut hierdurch sogar Lipide (»Auswascheffekt«) oder auch Wasser (»Dochteffekt«) entzogen werden.

Pasten (halbfeste Zubereitungen mit hohem Anteil an dispergiertem Feststoff) können im akuten bis subakuten Stadium eingesetzt werden. Dabei gilt es nochmals zwischen harten Pasten mit einem Feststoffanteil von ca. über 50 % (z.B. Pasta Zinci) und weichen Pasten (Feststoffanteil ca. 25–30 %; z.B.: Pasta Zinci mollis) zu differenzieren. Harte Pasten wirken mehr aufsaugend und abdeckend, weiche Pasten stärker fettend und sind dadurch eher für die chronische Phase gedacht.

Je chronischer das Stadium, umso höher muss der Fettanteil gewährt werden. Hier gilt »Fett auf trocken«. In der chronischen Phase, welche durch Xerosis und Lichenifikation gekennzeichnet ist, finden W/O-Cremes und Salben Anwendung. Als Salben definiert man einphasige Zubereitungen meist lipophiler Art.

Bei besonders schwierigen Fällen kommen Okklusiv-Bedingungen zum Einsatz. Die Auswahl der jeweilig geeigneten Grundlage stellt hohe Herausforderungen an den Therapeuten, aber auch an den herstellenden Galeniker.

Abbildung 12 verdeutlicht nochmals die Zusammenhänge zwischen der Grundlage und dem davon ausgelösten Effekt.

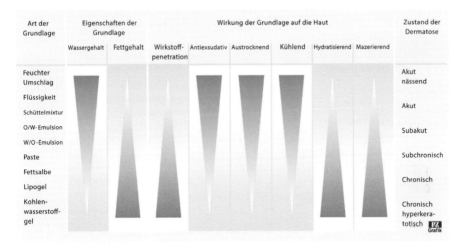

Abb. 12   Einsatz verschiedener Dermatikagrundlagen an der erkrankten Haut; PZ-Grafik: Daniels R. Die richtige Galenik für kranke Haut. PZ 24/2009; nach Niedner R. Grundprinzipien der dermatologischen Therapie. In: Niedner R, Ziegenmeyer J (Eds.). Dermatika. Wiss. Verlagsges., Stuttgart 1992.

In Abbildung 13 ist die Einteilung der »Halbfesten Zubereitungen zur kutanen Anwendung« nach Monografie des aktuellen Arzneibuchs (Ph. Eur. 7.0) abgebildet. Zu betonen bleibt, dass diese »Salbensystematik« häufig nicht strikt von den Herstellerfirmen eingehalten wird, so kann sich durchaus unter einer »Salbe« auch mal eine Creme verbergen.

Neben dem Stadium der Neurodermitis müssen noch folgende weitere Faktoren berücksichtigt werden:
• Die Jahreszeit: Im Sommer erhöhter Wassergehalt
• Die Tageszeit: Tagsüber erhöhter Wassergehalt
• Die Körperregion: Erhöhter Wasseranteil an Gesicht, Kopfhaut, Intertrigines
• Das Lebensalter: Erhöhter Fettanteil bei Kindern und älteren Patienten.

In den Tabellen 13 bis 15 finden Sie eine Zusammenstellung von Hauptpflegepräparaten.

Eine vergleichende Gegenüberstellung und Bewertung der verschiedenen Produkte existiert leider nicht. Da auch individuelle Faktoren bezüglich Verträglichkeit, Wirkung usw. der Präparate zu berücksichtigen sind, muss eine persönliche Auswahl erfolgen.

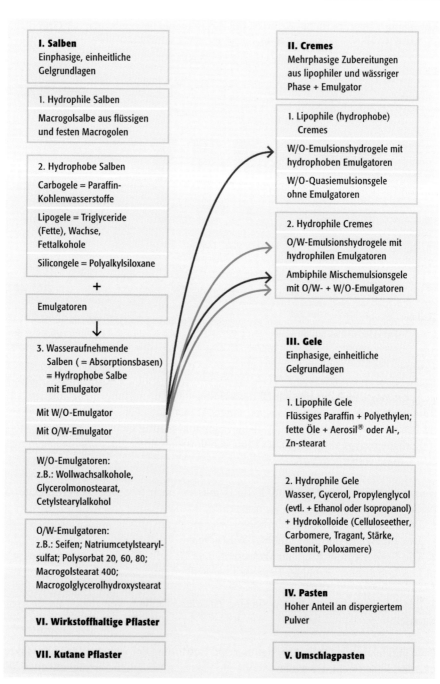

I. Salben
Einphasige, einheitliche
Gelgrundlagen

1. Hydrophile Salben
Macrogolsalbe aus flüssigen
und festen Macrogolen

2. Hydrophobe Salben
Carbogele = Paraffin-
Kohlenwasserstoffe

Lipogele = Triglyceride
(Fette), Wachse,
Fettalkohole

Silicongele = Polyalkylsiloxane

+

Emulgatoren

↓

3. Wasseraufnehmende
   Salben (= Absorptionsbasen)
   = Hydrophobe Salbe
   mit Emulgator

Mit W/O-Emulgator

Mit O/W-Emulgator

W/O-Emulgatoren:
z.B.: Wollwachsalkohole,
Glycerolmonostearat,
Cetylstearylalkohol

O/W-Emulgatoren:
z.B.: Seifen; Natriumcetylstearyl-
sulfat; Polysorbat 20, 60, 80;
Macrogolstearat 400;
Macrogolglycerolhydroxystearat

VI. Wirkstoffhaltige Pflaster

VII. Kutane Pflaster

II. Cremes
Mehrphasige Zubereitungen
aus lipophiler und wässriger
Phase + Emulgator

1. Lipophile (hydrophobe)
   Cremes

W/O-Emulsionshydrogele mit
hydrophoben Emulgatoren

W/O-Quasiemulsionsgele
ohne Emulgatoren

2. Hydrophile Cremes
O/W-Emulsionshydrogele mit
hydrophilen Emulgatoren

Ambiphile Mischemulsionsgele
mit O/W- + W/O-Emulgatoren

III. Gele
Einphasige, einheitliche
Gelgrundlagen

1. Lipophile Gele
Flüssiges Paraffin + Polyethylen;
fette Öle + Aerosil® oder Al-,
Zn-stearat

2. Hydrophile Gele
Wasser, Gycerol, Propylenglycol
(evtl. + Ethanol oder Isopropanol)
+ Hydrokolloide (Celluloseether,
Carbomere, Tragant, Stärke,
Bentonit, Poloxamere)

IV. Pasten
Hoher Anteil an dispergiertem
Pulver

V. Umschlagpasten

Abb. 13   Halbfeste Zubereitungen zur kutanen Anwendung nach Monografie des aktuellen Arzneibuchs
(Ph. Eur.)

Tab. 13: **Körperpflegelotionen (Auswahl)**
Modifiziert nach: Schürer N, Kresken J. Die trockene Haut, Wissenschaftliche Verlagsgesellschaft mbH, Stuttgart 2000
und nach: Winterhagen I. Beratungspraxis Neurodermitis, Deutscher Apothekerverlag, Stuttgart 2011

Handelspräparat	Emulsionstyp	Lipid-Anteil [%]	Feuchtigkeitsspender	Sonstige Pflegestoffe
Allergika® Lipolotio urea 5 %[1)2)]	W/O		Glycerin	
Avene® Cold Cream Körperemulsion	O/W	34 %	Glycerin	Allantoin
Baby Sebamed® Pflegelotion	O/W		Glycerin, Panthenol	Allantoin, Shea Butter, Mandelöl, Squalan
Balneum® Intensiv Lotion[1)2)]	O/W	35 %	Propylenglykol, Harnstoff (5 %), Milchsäure, Natriumlactat	Ceramid 3
Bedan® Lotion[1)2)]	O/W		Glycerin, Panthenol	Allantoin, Johanniskrautextrakt, Panthenol, Vitamin E
Cetaphil® Feuchtigkeitslotion[1)]	O/W	14 %	Glycerin, Panthenol	Macadamiaöl, Vitamin E
Cetaphil® Restoraderm Pflegelotion[1)2)]			Glycerin, Panthenol	Filaggrin- und Ceramid-Bausteine
Eubos® med Haut Ruhe Lotion[1)]	O/W	24 %	Glycerin,	Nachtkerzenöl, Johanniskrautextrakt, Bisabolol, Allantoin
Eucerin® AtopiControl Lotio[1)]	W/O	27 %	Glycerin	Nachtkerzenöl, Licochalcone A
Eucerin® Trockene Haut 10% Urea Lotion[1)]	W/O	21 %	Harnstoff (10 %), Milchsäure, Natriumlactat, Glycerin	–
Excipial® Kids Lotion[1)2)]	O/W	27,7 %	Glycerin, Dexpanthenol	SymCalmin®
Excipial® U Lipolotion	W/O	36 %	Harnstoff (4 %), Milchsäure, Natriumlactat	–
Hans Karrer® Lipolotion ECO[1)]	O/W		Glycerin, Mandelöl	

1) Ohne Duftstoffe
2) Ohne Konservierungsmittel

Tab. 13: **Körperpflegelotionen** (Forts.)

Handelspräparat	Emulsions-typ	Lipid-Anteil [%]	Feuchtigkeits-spender	Sonstige Pflegestoffe
Imlan® Lotion Plus[1)2)]	W/O		Harnstoff (3 %)	–
Lipoderm® Lotio[1)]	W/O	36 %	Milchsäure, Natriumlactat	–
Lipoderm Lotion® Omega	W/O	40,5 %	Milchsäure, Natriumlactat	Nachtkerzenöl
Neuroderm® PflegeLotio[1)]	W/O	25 %	Glycerin 20 %	
Optolind® Lotion[2)]	W/O	37 %	Natriumlactat, Harnstoff	Vitamin E-acetat, Panthenol, Bisabolol
Physiogel® A.I. Lotion[1)2)]	DMS	17 %	Glycerin, Pentylenglykol	hautverwandte Lipide (Squalan, Ceramide), Palmito-ylethanolamin
Physiogel® A.I. Lipolotion[1)2)]	DMS	40 %	Glycerin, Pentylenglykol	hautverwandte Lipide (Squalan, Ceramide), Palmitoylethanol-amin
Physiogel® Body Lotion[1)2)]	DMS	17 %	Glycerin, Pentylenglykol	hautverwandte Lipide (Squalan, Ceramide)
Roche Posay® Lipikar	O/W	35 %	Glycerin	Bisabolol, Shea-Butter
Roche Posay® Iso-Urea Körpermilch	O/W	25 %	Glycerin, Harnstoff	Shea-Butter

1) Ohne Duftstoffe
2) Ohne Konservierungsmittel

Tab. 14: **Körperpflegecremes und -salben (Auswahl)**
Modifiziert nach: Schürer N, Kresken J. Die trockene Haut, Wissenschaftliche
Verlagsgesellschaft mbH, Stuttgart 2000
und nach: Winterhagen I. Beratungspraxis Neurodermitis, Deutscher Apothekerverlag, Stuttgart 2011

Handelspräparat	Galenisches System	Lipid-Anteil [%]	Feuchtigkeits-spender	Sonstige Pflegestoffe
Abitima® Clinic Creme[1]	O/W-Creme	38 %	Glycerin	–
Asche® Basis Creme	O/W-Creme	Ca. 30%		–
Avene® Akerat Körpercreme	O/W-Creme	27 %	Propylenglykol, Harnstoff (10 %), Milchsäure	–
Avene® Cold Cream	W/O-Creme	61 %	–	–
Avene® Trixera + Geschmeidig machende Creme[1]	O/W-Creme	39 %	Avene Thermalwasser, Glycerin	Ceramide, Nachtkerzenöl, Glycin
Avene® Xeraderm A.D.	O/W-Creme	20 %	Avene Thermalwasser	I-modulia®, CER-OMEGA
Baby Sebamed® Pflegecreme			Glycerin	Johanniskrautextrakt, Panthenol, Rizinusöl
Bedan® Creme[1]	O/W-Creme		Propylenglycol	Johanniskrautextrakt, Panthenol, Allantoin, Vitamin E
Cetaphil® 24h Intensiv-Feuchtig-keitspflege[1]	O/W-Creme	15 %	Glycerin, Propylenglycol	Mandelöl, Vitamin E
Cetaphil® Feuchtig-keitscreme[1]	O/W-Creme	24 %	Glycerin, Propylenglycol	Mandelöl, Vitamin E
Dermasence® Adtop Creme[1]	Ambiphile Creme		Glycerin, Propylenglycol	Bisabolol
Eubos® med Haut Ruhe Crème[1]	W/O-Creme	28 %	Glycerin	Nachtkerzenöl, Johanniskrautextrakt, Bisabolol, Allantoin
Eucerin® AtopiControl Akutcreme[1]			Glycerin	Nachtkerzenöl, Traubenkernöl, Licochalcone A (Extrakt aus der Süßholzwurzel), Decandiol

1) Ohne Duftstoffe
2) Ohne Konservierungsmittel

Tab. 14: **Körperpflegecremes und -salben** (Forts.)

Handelspräparat	Galenisches System	Lipid-Anteil [%]	Feuchtigkeits-spender	Sonstige Pflegestoffe
Excipial® Kids Creme[1][2]	O/W-Creme	34,5 %	Glycerin, Panthenol	SynCalmin
Excipial® Lipocreme	W/O-Creme	55 %	–	–
Excipial® Mandelölsalbe[2]	Salbe (wasserfrei)	96 %	–	Mandelöl
Hans Karrer® Lipocreme[1]	O/W	–	Glycerin	–
Imlan® Creme Pur[1][2]	W/O-Creme		–	Jojobawachs
Imlan® Creme Plus[1][2]	W/O-Creme		Harnstoff	Jojobawachs
Neuroderm® Pflegecreme[1]	W/O-Creme	30 %	Glycerin	
Neuroderm® Pflegecreme Lipo[1]	W/O-Creme	50 %	Glycerin	Mandelöl
Neuroderm® Repair Creme[1]	W/O-Creme	37 %	Glycerin	Hauteigene Lipide (z.B. Ceramide)
Physiogel® A.l. Creme[1][2]	DMS	31 %	Glycerin, Pentylenglykol	hautverwandte Lipide (Squalan, Ceramide), Palmitoylethanol-amin
Physiogel® Creme[1][2]	DMS	29 %	Glycerin, Pentylenglykol	hautverwandte Lipide (Squalan, Ceramide)
Physiogel® Intensiv Creme[1][2]	DMS	41 %	Glycerin, Pentylenglykol	hautverwandte Lipide (Squalan, Ceramide)

1) Ohne Duftstoffe
2) Ohne Konservierungsmittel

Tab. 15: **Gesichtspflegecremes (Auswahl)**
Modifiziert nach: Schürer N, Kresken J. Die trockene Haut, Wissenschaftliche
Verlagsgesellschaft mbH, Stuttgart 2000
und nach: Winterhagen I. Beratungspraxis Neurodermitis, Deutscher Apothekerverlag, Stuttgart 2011

Handelspräparat	Emulsions-typ	Lipid-Anteil [%]	Feuchtigkeits-spender	Sonstige Pflegestoffe
Abitima® Clinic Gesichtscreme	O/W	18 %	Glycerin	Vitamin E
Allergika® Augenlidcreme	W/O		Glycerin	Allantoin
APP® Kindersalbe				Panthenol, Hamamelis, Allantoin, Zinkoxid
Avene® Hydrance Optimale reichhaltige Creme	O/W	25 %	Glycerin, Harn-stoff, Propylen-glycol	Sitosterin
Avene® Nutritive Creme	O/W	24 %		Biomycetin (Lipide, Ceramide, Phytosterole)
Bepanthol® Intensiv Gesichtscreme	W/O	32 %	Natriumlactat, Glycerin	Panthenol, Borretschöl
Eubos® med Haut Ruhe Gesichtscreme[1]	O/W	25 %	Glycerin	Nachtkerzenöl, Car-diospermumextrakt, Bisabolol, Allantoin
Eucerin® AtopiControl Gesichtscreme[1]	O/W		Glycerin	Nachtkerzenöl, Traubenkernöl, Licochalcone A
Eucerin® Trockene Haut 5 % Urea Ge-sichtscreme[1]	W/O	20 %	Harnstoff (5 %), Milchsäure, Natri-umlactat, Glycerin	–
Frei® Hydrobalance Feuchtigkeitscreme	O/W	24 %	Glycerin, Harn-stoff, Aloe vera-Gel	Vitamin E-acetat, Panthenol, Borretsch-öl, Jojobawachs
Frei® Hydrobalance Intensivcreme	W/O	29 %	Aloe vera-Gel, Harnstoff	Vitamin E-acetat, Vitamin A-acetat, Panthenol, Nacht-kerzenöl, Jojobaöl
Optolind® Creme[2]	O/W	42 %	–	Vitamin A, Vitamin E, Panthenol, Bisabolol
Optolind® Intensivcreme	W/O	52 %	Harnstoff, Penty-lenglycol, Glycin, Milchsäure	Vitamin E-acetat
Roche Posay® Hydranorm	W/O	32 %	Glycerin	-

1) Ohne Duftstoffe
2) Ohne Konservierungsmittel

Zur Basispflege gerne verwendet man auch die Kühlsalbe DAB (Unguentum leniens) oder die Atopiker-Salbe.

Atopiker-Salbe:

Citronensäurelösung 0,5 %	30,0	g
Glycerol 85 %	15,0	g
Unguentum Cordes	ad 100,0	g

Werden diese als zu fetthaltig empfunden, kann man auf die Basiscreme DAC (Cremor baslis) oder auf die Wasserhaltige hydrophile Salbe DAB (Unguentum emusificans aquosum) ausweichen. Eine weitere Option stellt die Lipophile Creme nach Gehring dar (Ring. 2012).

Lipophile Crème nach Gehring:

Triglyceroldiisostearat	3,0	g
Isopropylpalmitat	2,4	g
hydrophobes Basisgel	24,6	g
Kaliumsorbat	0,15	g
Citronensäure	0,1	g
Magnesiumsulfat-Heptahydrat	0,5	g
Glycerol 85 %	15,0	g
Gereinigtes Wasser	ad 100,0	g

Eine »Salbe für jeden bzw. alle Fälle« gibt es somit leider nicht. Auch besteht die Möglichkeit, dass Patienten in Abhängigkeit von den genannten Parametern mehrere Basistherapeutika verwenden. Letztendlich bleibt nur eine Möglichkeit: Ausprobieren!

Besonders wichtig ist, die Basistherapeutika in einer ausreichenden Menge anzuwenden. Als Anhaltspunkt für die Dosierung werden die so genannten »fingertip units« verwendet (vgl. Abb. 14).

Eine Fingerspitzeneinheit ist definiert als die Menge einer halbfesten Zubereitung, die von der Fingerkuppenspitze bis zur ersten Fingerbeuge aufgetragen wird. Beim Erwachsenen sind dies ca. 0,5 g in Abhängigkeit vom eingesetzten Dermatikum. Für die Pflege des gesamten Körpers bei adulten Personen werden 40 fingertip units empfohlen, dies entspricht insgesamt ca. 20 g! Häufig wird eine viel zu geringe Menge der Basistherapeutika eingesetzt, durchschnittlich nur ca. zwei bis drei g!! Auch bei der Berechnung der erforderlichen Dosis von topischen Glucocorticoiden und Calcineurininhibitoren werden diese fingertip units gerne herangezogen.

Essentiell für den Erfolg der Basistherapie ist die regelmäßige Anwendung zweimal täglich. Besonders bei Kindern muss versucht werden, die Hautpflege spielerisch in den Tagesablauf zu integrieren. Spezielles Augenmerk sollte auch auf die Hygiene beim Einsatz der Basistherapeutika gelegt werden. Vor der Anwendung also: Hände waschen! Bei stark von Juckreiz geplagten Patienten empfiehlt es sich, die Basispflegeprodukte im Kühlschrank aufzubewahren; allein der Kühleffekt verschafft hier häufig schon etwas Linderung.

Fingerspitzen-Einheit (ca. 0,5 g)	Gesicht & Nacken	Arm & Hand	Bein & Fuß	Brust & Bauch	Rücken & Gesäß
Alter	Anzahl der Fingerspitzen-Einheiten				
3–6 Monate	1	1	1,5	1	1,5
1–2 Jahre	1,5	1,5	2	2	3
3–5 Jahre	1,5	2	3	3	3,5
6–10 Jahre	2	2,5	4,5	3,5	5

Abb. 14 fingertip units (FTU)
　　　　Quelle: Neuroderm-Informationsbroschüre; mit freundlicher Genehmigung der Firma Infecto-Pharm.

Lipide

Zum Ausgleich der Lücken im »Zement« der Haut können mineralische, pflanzliche, tierische oder synthetische Fette und Öle verwendet werden. Kontrovers diskutiert und meist abgelehnt wird dabei der Einsatz von Paraffinkohlenwasserstoffen (Vaseline, Paraffine) oder Silicongelen aufgrund ihrer okklutierenden und mazerierenden Eigenschaften.

Von Vorteil ist es eventuell, sich die Haut als Vorbild zu nehmen, und die Zusammensetzung der Lipide den physiologischen Gegebenheiten anzupassen. Der Lipidmantel der Haut besteht in erster Linie aus Cholesterin, Ceramiden und freien Fettsäuren jeweils im Verhältnis 1:1:1. Mittlerweile gibt es eine Vielzahl von Präparaten, die diesem Aufbau adaptiert sind. Speziell ein Zusatz der Ceramide (Sphingolipide) erscheint sinnvoll. Auch Bausteine des Filaggrins (vgl. oben) sind in dermokosmetischen Produkten zu finden (Cetaphil® Restoraderm); hierdurch soll der Mangel an diesem epidermalen Protein ausgeglichen werden.

Galenisch interessant ist die Herstellung von lamellaren Strukturen, wie man sie zum Beispiel in der Derma-Membran-Struktur (DMS) findet. Hiermit soll ein besonders guter Austausch mit den Hauptlipiden ermöglicht werden. Allerdings erfordert die Herstellung einen High-Tech-Prozess (enormer Druck und lange Rührzeiten). Auf einen Einsatz von Emulgatoren kann verzichtet werden. In Abb. 15 ist der Unterschied zwischen der DMS und einer mizellaren O/W-Emulsion zu erkennen.

Entsprechende Präparate mit DMS sind zum Beispiel in Physiogel®, Optolind® oder in Dermacare® Sun Care Sensitiv enthalten.

Auch Produkte mit pflanzlichen Emulgatoren sind im Handel erhältlich. Diese werden zum Teil als »emulgatorfrei« bezeichnet. Exemplarisch seien hier die Betuline im Birkenkork angeführt, denen man ferner auch antimikrobielle, juckreiz- und entzündungslindernde Funktion zuschreibt. Die Produktserie Imlan®, welche diese Betuline enthält, schafft es so, mit nur drei Inhaltsstoffen in ihren »Betulsions«-Rezepturen auszukommen (Betuline, Wasser und Jojobawachs). In Imlan® plus-Präparaten findet sich zusätzlich noch Harnstoff als Moisturizer.

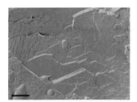
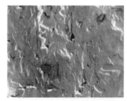
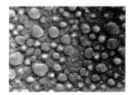

(Balken = 0,0005 mm)

Abb. 15
Elektronenmikroskopische Bilder einer DMS-Creme (links oben) und Vergleich mit einer O/W-Emulsion (rechts unten) und einer Interzellulärschicht der Haut (rechts oben) http://www.dermaviduals. de/cms/upload/Publikationen_deutsch/ OEAZ-14-2002-Basiscremes.pdf. Mit freundlicher Genehmigung von Herrn Dr. Hans Lautenschläger.

Ungesättigte Fettsäuren

Als eine mögliche Ursache der Neurodermitis diskutiert man einen Mangel an ungesättigten Fettsäuren in der Haut. Besonders ω-6-Fettsäuren wie Linolensäure und speziell γ-Linolensäure, welche in die Ceramide eingebaut werden, scheinen hierbei relevant zu sein. γ-Linolensäure fungiert als Vorstufe von Prostaglandin E1. Somit soll die Fettsäure antiinflammatorische Eigenschaften besitzen und die Bildung von IgE supprimieren. Ein Einfluss auf die Reifung der T-Zellen wird diskutiert. Ferner liegt bei Atopikern ein Mangel am Enzym Delta-6-Desaturase, welches für die Bildung von γ-Linolensäure verantwortlich ist, vor.

Gerne verwendet werden daher Öle, die reich an γ-Linolensäure sind: z.B. Nachtkerzensamenöl, Borretschöl oder Traubenkernöl. Häufig werden die ω-6-Fettsäuren in topischen Zubereitungen eingesetzt (z.B.: Linola® gamma Creme (20%), Eucerin® AtopiControl Gesichtscreme/Creme/Lotio/Dusch- und Badeöl, Eucerin® AtopiControl Akut Creme/Anti Juckreiz Spray, Eubos® 12 % OMEGA 3-6-9 Hydro Activ Lotion/Lipo Activ Lotion/Gesichtscreme/Intensivcreme).

Auch eine systemische Applikation in Kapselform ist möglich, diese muss hochdosiert (beim Erwachsenen ca. 3–6 g; Kinder über ein Jahr ca. 1–2 g) und über einen längeren Zeitraum (min. drei Monate) durchgeführt werden. Die Einnahme sollte am besten zum Essen erfolgen.

Allerdings erweist sich die Datenlage sowohl zur topischen als auch zur peroralen Anwendung von Nachtkerzensamenöl als widersprüchlich. Eine eindeutige Evidenz lässt sich daraus nicht ableiten (Werfel T et al. Leitlinie AMWF reg 013/027).

Zusätze zur Basistherapie

Moisturizer

Der Feuchtigkeitsgehalt der Haut kann durch Zusatz von Feuchthaltesubstanzen (Moisturizer) zu den Emollientien gesteigert werden, somit wird der transepidermale Wasserverlust (TEWL) ausgeglichen. Oft therapeutisch verwendet werden Stoffe, die im natürlichen Hydrolipidmantel der Haut anzutreffen sind, sogenannte natural moisturizing factors (NMF). Hier ist von einer besonders guter Verträglichkeit auszugehen.

Harnstoff (Urea, Carbamid)

Harnstoff ist Bestandteil des NMF-Komplexes der Haut (ca. 7 %). Durch sein natürliches Vorkommen gilt die Substanz als nicht toxisch. Bei Patienten mit atopischem Ekzem findet sich ein deutlich erniedrigter Harnstoffspiegel in der Haut, dieser kann im akuten Ekzemherd um bis zu 85 % vermindert sein, was eine Substitution sinnvoll erscheinen lässt.

Wirkungen des Harnstoffs:
- Feuchthaltend durch Bildung von Einschlussverbindungen mit Wasser
- Granulationsfördernd
- Juckreizstillend (ab ca. 5 %)
- Keratolytisch (ab ca. 10 %), ab ca. 40 %: Ablösung von Nagelplatten
- Penetrationsverbessernd (z.B. in Kombination mit Glucocorticoiden, Polidocanol, NaCl, Milchsäure, Glycerin); Einsatz als Enhancer
- Antimikrobiell: Konservierungsmittelsynergistische Wirkung

Anwendung

Im subakuten bis chronischen Stadium werden harnstoffhaltige Zubereitungen meist zweimal täglich in einer Konzentration von fünf bis zehn Prozent verwendet. Bei Kleinkindern sollte man lieber auf zwei- bis dreiprozentige Zubereitungen zurückgreifen (vgl. Nebenwirkungen). Der Einsatz bei Säuglingen verbietet sich normalerweise.

Die Zusammensetzung der Grundlage beeinflusst die Wirkung: Bei W/O-Systemen stellt man eine langsame Penetration in tiefere Hautschichten fest, bei O/W-Emulsion steht die kurzfristige Feuchthaltung in der obersten Hautschicht im Vordergrund.

Präparate (Auswahl)

Balisa®, Basodexan®, Elacutan®, Eubos® Trockene Haut Urea, Eucerin® Trockene Haut Urea, Exipial® U Hyrolotion/Lipolotion, Exipial® U10 Lipolotion, Hyanit® Urea 10 %, Linola® Urea Creme, Nubral®, Ureotop®, Widmer® Carbamid Creme, ...

Nebenwirkungen

Besonders auf gereizter Haut oder auf der dünnen Säuglingshaut ist mit Brennen zu rechnen (sogenannter Smarting-, Stinging-Effekt). Eine Anwendung im akuten Ekzem-Stadium verbietet sich.

Verwendung als Rezeptursubstanz

Zwei Faktoren müssen hier besonders berücksichtigt werden. Zum einen die mangelnde Stabilität des Harnstoffs bei hoher Temperatur oder zu saurem oder alkalischem pH-Wert. Ferner neigt Harnstoff zur Rekristallisation, was sich am sogenannten Sandpapier- oder Schmirgelpapiereffekt zeigen kann. Bei wasserhaltigen Systemen muss die Menge an Wasser zum Lösen des Harnstoffs stimmen. Wird Harnstoff in lipophilen Salben verwendet, so ist der Wirkstoff vorher zu pulverisieren.

Glycerol (Glycerin)

Gerne als Feuchthaltesubstanz wird der dreiwertige Alkohol Glycerol verwendet. Glycerol wirkt als sogenanntes »Humectant«; das bedeutet, dass Glycerol konzentrationsabhängig (ca. ab 5 %) Wasser speichern kann. Im wasserfreien Milieu jedoch ist es möglich, dass Glycerol der Haut sogar Feuchtigkeit entzieht. Ebenso wie Harnstoff weist auch Glycerol eine entschuppende und penetrationsfördernde Wirkung auf. Letztere kommt bei Glycerol nicht in Kombination mit Glucocorticoiden zum Tragen.

Präparate (Auswahl)

Cetaphil®, Dexeryl®

Gerne wird Glycerol auch in Kombination mit Harnstoff eingesetzt, beide häufig fünfprozentig. Hierdurch wird eine gute Barriereprotektion der Haut erreicht. Der

Vorteil des Glycerols gegenüber Harnstoff dürfte in seiner nicht reizenden Wirkung liegen.

Als Nebenwirkung zeigt sich häufig ein klebriges Gefühl auf der Haut.

Weitere Moisturizer

Auch weitere Substanzen des NMF-Komplexes (z.B. Pyrrolidoncarbonsäure, Milchsäure meist in Kombination mit Natriumlactat) können verwendet werden. Ferner finden auch Dexpanthenol, Hyaluronsäure und Allantoin ihren Einsatz.

Weitere Zusätze in der Dermokosmetik

Eine Vielzahl von weiteren Zusätzen wird in kosmetischen Produkten eingesetzt. Exemplarisch dafür sollen hier nur einige erwähnt werden; es wird keinerlei Anspruch auf Vollständigkeit erhoben. Licochalcone A aus der chinesischen Süßholzwurzel soll die Haut beruhigen und Rötungen und Schwellungen lindern; Licochalcone A wird in Eucerin®-Produkten eingesetzt. Stark im Fokus steht momentan der Hafer (Avena sativa). Als Rhealba®-Hafer verwendet, soll er zum Beispiel beruhigend, reizlindernd, geschmeidig machend und antiradikalisch wirken (A-Derma®). Sym-Calmin® ist den Inhaltsstoffen des Hafers nachempfunden, auch hier wird ein beruhigender Effekt auf juckende und gerötete Haut diskutiert (Optolind®, Excipial® Kids). Kontrollierte Studien für die postulierten Wirkungen zu finden, erweist sich aber häufig als schwierig.

Basistherapie: Eine Frage des Geldes?

Die meisten Basispflegeprodukte stellen Medizinprodukte oder »medizinische Hautpflegeprodukte« dar und stehen nicht in Anlage V der Arzneimittel-Richtlinie (AM-RL), somit besteht weder bei Erwachsenen noch bei Kindern und Jugendlichen eine Erstattungsplicht. Bei den wenigen apothekenpflichtigen Präparaten ist unter Umständen eine Kostenübernahme für Kinder unter 12 Jahren durch die Krankenkasse möglich (vgl. Fragen aus der Praxis; DAZ 39, 2009). Interessant in diesem Zusammenhang ist auch ein Urteil des Bundessozialgerichts (Urteil vom 6. März 2012, Az. B 1 KR 24/10), in dem eine Klage zur Kostenerstattung durch die Krankenkasse abgelehnt wurde. Die Klägerin gab nach eigenen Angaben ca. 500 € pro Monat für Basispflegeprodukte aus.

Die Basispflege muss also in fast allen Fällen von den Betroffenen bzw. deren Eltern selbst getragen werden. Wie hoch die Kosten jeweils liegen, ist abhängig vom Produkt und individuell unterschiedlich.

Abweichungen der Immunreaktion

Bevor die unterschiedlichen Reaktionen verschiedener Zellen des Immunsystems bei Neurodermitis besprochen werden, soll kurz die Gesamtheit des Immunsystems beleuchtet werden.

Unter Immunität versteht man die Fähigkeit des Organismus, eine als fremd bekannte Substanz ohne pathologische – also krankmachende – Reaktion unschädlich zu machen. Der Wissenschaftszweig, der sich mit den Mechanismen der Immunität, nämlich der Unterscheidung von »selbst« und »fremd« beschäftigt, ist die Immunologie.

Während man sich früher hauptsächlich auf die sehr spezifischen Reaktionen gegen ganz bestimmte unterschiedliche als fremderkannte »Antigene« konzentrierte, kam in den letzten Jahrzehnten das Konzept der »angeborenen« Immunität immer stärker zum Tragen. Darunter versteht man die ganz primitiven Abwehrreaktionen, die zum Teil noch nicht sehr spezifisch sind und nicht mit immunologischem Gedächtnis behaftet einhergehen. Sie richten sich gegen alles, was von außen als »Gefahr« (Danger) wahrgenommen wird.

Die darauf folgende und sich auch in der Evolution erst später entwickelnde »adaptive« Immunität führt nach primärem Antigenkontakt zur Bildung von spezifisch sensibilisierten Lymphozyten und entsprechenden spezifischen Antikörpern unterschiedlicher Klassen.

Die innate Immunität geht in der Evolution zurück auf die frühen Wirbeltiere. Sie ließ sich sehr gut schon in der Taufliege (Drosophila melanogaster) untersuchen. Dabei fand man – die Nobelpreisträgerin Christiane Nüsslein-Volhard war wesentlich beteiligt – bestimmte Rezeptoren, die solche Gefahrensignale erkennen und die »Toll-Rezeptoren« genannt wurden. Später entdeckte man ähnliche Strukturen auch bei höheren Säugetieren und beim Menschen und nannte sie »Toll-Like-Receptors« (TLR). Über diese TLR werden z.B. Gefahrensignale von Bakterien, Viren oder Pilzen, wie z.B. Endotoxin, erkannt, und die entsprechende Zelle wird angeregt, Abwehrstoffe zu bilden.

In der Entwicklung der adaptiven Immunität ist die Unterscheidung von selbst und fremd entscheidend. Denn, wenn der Organismus körpereigenes Material angreifen würde, könnten schwere Krankheiten entstehen, wie das in entsprechenden Ausnahmefällen bei den sogenannten »Autoimmun-Erkrankungen« (z.B. Rheumatoide Arthritis, multiple Sklerose, viele Bindegewebskrankheiten u.a.m.) der Fall ist.

Deshalb besteht im gesunden Organismus eine »Toleranz« gegen körpereigene Strukturen. Diese ist aber kein passives Phänomen, sondern wird auch aktiv über sogenannte regulatorische Zellen mit unterhalten.

In der Therapie von Allergien ist die Induktion von Toleranz, ähnlich wie in der Organtransplantation, ein Fernziel, das manchmal erreicht wird.

Zellen des Immunsystems

Im Zentrum des Immunsystems stehen die kleinen runden Lymphozyten, die im Mikroskop so unscheinbar aussehen, aber die zentralen Schaltstellen darstellen. Im Verlauf der Reifung dieser Zellen aus dem Knochenmark teilen sich die beiden großen Gruppen der B- und T-Zellen. Erstere wandeln sich weiter um in Antikörper-produzierende Plasmazellen, welche dann die Antikörper verschiedener Klassen (IgG, IgA, IgM oder IgE) bilden.

Die T-Zellen sind die Träger der zellulären Immunantwort und konnten in den letzten Jahren in einer ganzen Reihe »Subpopulationen«, die sich nur funktionell und nicht morphologisch unterscheiden lassen, gegliedert werden. Die wichtigsten sind in Tab. 16 aufgeführt.

Unter den Helfer-Zellen (CD4) kommt dem Verhältnis in der Ausprägung unterschiedlicher Subpopulationen die entscheidende Rolle für die Entstehung bestimmter entzündlicher Muster zu.

Tab. 16: **T-Zell-Subpopulationen**

Art	**Bildung von**	**Funktion**
Th_1	Interferon 8 Interleukin 2 TNFα	DTH (Delayed Type Hypersensitivity) Allergische Kontaktdermatitis Tuberkulinreaktion Chronisches atopisches Ekzem
Th_2	Interleukin 4 Interleukin 13	Bildung von IgE Parasitenabwehr Atopisches Ekzem
Treg	Interleukin 10 TGF β	Toleranzentwicklung Hemmung überschießender Th1- und Th2-Antworten
Th_{17}	Interleukin 17	Neutrophilenaktivierung Pustulöse Dermatosen Infektabwehr
Th_{22}	Interleukin 22 Interleukin 17	Signalling im Gewebe

Wenn T-Zellen von den dendritischen Zellen (s.u.) das Antigen präsentiert bekommen haben, wandern sie in das entsprechende Manifestationsorgan, wenn sie entsprechende Faktoren, »Homing-Faktoren«, ausprägen. Für das Hautorgan ist der wichtigste Marker das Cutaneous lymphocyte antigen (CLA), welches dazu führt, dass sensibilisierte T-Zellen nach erfolgtem Antigen-Kontakt in die Haut einwandern und dort über die Freisetzung von Zytokinen weitere Entzündungszellen anlocken.

Beim atopischem Ekzem besteht ein Ungleichgewicht zwischen Th1- und Th2-Zellen mit einem Überwiegen der Th2-Reaktion. Th2-Zellen bilden vorwiegend die Zytokine Interleukin 4, Interleukin 13 und Interleukin 5, die erheblich zur atopischen Entzündung beitragen.

Außerdem besteht eine Schwäche der regulatorischen T-Zellen, sodass über dieses Ungleichgewicht die Ekzemreaktion unterhalten werden kann.

Dendritische Zellen (DC)

Neben den Monozyten im Blut sind die dendritischen Zellen im Gewebe die wichtigsten Antigen-präsentierenden Zellen. Sie vermitteln den ersten Kontakt mit einem Fremdstoff. In der Haut sind dies in der Oberhaut die Langerhans-Zellen. 1868 von Paul Langerhans im Rahmen einer Doktorarbeit unter Rudolf Virchow entdeckt und für Nervenzellen gehalten, sind sie nicht nur bei der Antigen-Präsentation, sondern auch bei der Toleranz-Induktion möglicherweise bedeutend. Wenn die dendritischen Zellen das Antigen nach der Wanderung in den Lymphknoten an naive T-Zellen präsentiert haben, erfolgt die Polarisation, d.h., die Entwicklung unterschiedlicher T-Zell-Subpopulationen.

Mastzellen

Mast-Zellen stehen im Zentrum der allergischen Reaktion. Sie finden sich insbesondere an den Oberflächen, nämlich in der Haut und in den Schleimhäuten unter dem Epithel um die Gefäße oder Adnexstrukturen angeordnet; sie wurden erstmals von Paul Ehrlich 1877 wegen ihres »gemästeten Eindrucks« voller Granula so genannt. Im Reifungsprozess der Mastzellen aus den Vorläufer-Zellen im Knochenmark entwickeln sich die Untergruppen der Knochenmark- und der Bindegewebs-Mastzellen, die unterschiedliche Enzymmuster tragen. Mastzellen sind dadurch charakterisiert, dass sie – ähnlich wie basophile Granulozyten – einen Rezeptor für Immunglobulin E mit hoher Affinität aufweisen; die Überbrückung zweier IgE-Moleküle auf der Mastzell-Oberfläche stellt den Trigger zur Auslösung einer Signaltransduktion mit folgender Mediatorfreisetzung dar.

Verschiedene Autoren haben beim atopischem Ekzem vermehrte Mastzell-Zahlen an bestimmten Körperzellen, z.b. den großen Beugen, gefunden. Auch konnte von einigen Autoren eine erhöhte Reaktionsbereitschaft dieser Zellen (Releasability) festgestellt werden, die zur verstärkten Freisetzung von Mediatoren, u.a. Histamin, führt.

Eosinophile Granulozyten

Neurodermitiker haben oft erhöhte Zahlen von eosinophilen Granulozyten im peripheren Blut. Diese Zellen spielen die entscheidende Rolle in der Abwehr von Parasiten. Ihre Bedeutung für die atopische Entzündung war lange Zeit umstritten; man bezeichnete sie gar als die Polizei, die die Entzündungsfolgen aufräumt. Mittlerweile weiß man, dass eosinophile Granulozyten über hoch aktive Inhaltsstoffe auch gewebszerstörend wirken können. Erhöhte Spiegel von eosinophilen Produkten im Blut können sogar als Labormarker für schwere Schübe einer Neurodermitis herangezogen werden.

Keratinozyten

Die Masse der Zellen in der menschlichen Oberhaut (Epidermis) sind hornbildende Zellen (Keratinozyten), die lange Zeit als immunologisch innert galten. Zwischenzeitlich weiß man, dass Keratinozyten ganz erheblich in die Immunreaktion eingreifen und zwar über die Bildung von hoch aktiven Chemokinen, Zytokinen, aber auch von antimikrobiellen Peptiden. Sie tun dies auch unter Einfluss von »Danger-Signalen« über TLR-Rezeptoren (s.o.)

Eine Th2-Dominanz der lymphozytären Infiltrate führt über Interleukin 4 zu einer Hemmung dieser Keratinozyten-Reaktionen und damit zu einer Schwächung der innaten Immunität des Hautorgans. So können sich möglicherweise die häufigen Kolonisierungen und Superinfektionen der Neurodermitis erklären.

Autoimmunphänomene bei Neurodermitis

In der akuten Phase der Entstehung eines atopischen Ekzems überwiegen die Signale der Th2-Reaktion, bei chronischen Läsionen finden sich zunehmend auch Th1-Marker, wie sie für die allergische Kontaktdermatitis oder auch für die Psoriasis typisch sind. Danach kommt es bei sehr schweren Fällen zu einer Perpetuierung über mögliche Autoantikörper der Klasse Immunglobulin E, die von der Gruppe um Rudolf Valenta in Wien zum ersten Mal beschrieben wurden. Dabei handelt es sich um autologe IgE-Antikörper gegen Proteine der Epidermis, deren pathophysiologische Rolle noch nicht geklärt ist. Man vermutet, dass durch Kratzen und Zellschädigung derartige Autoantigene frei werden und über die IgE-Antikörperbildung zu einer Chronifizierung und Perpetuierung des atopischen Ekzems beitragen. Naturgemäß überrascht es nicht, dass bei solch chronischen Läsionen und Vorliegen von Autoantikörpern Allergenkarenz nicht mehr wirklich zur dauerhaften Besserung führen kann.

IgE-Antikörper

Von den oben beschriebenen B-Zellen werden nach Transformation in Plasmazellen im peripheren Blut, aber auch in den Schleimhäuten und in der Haut, Antikörper sezerniert. Normalerweise sind die Konzentrationen von IgE verschwindend gering im Bereich von wenigen ng/ml im Serum. Bei Patienten mit atopischem Erkrankungen (Asthma, Rhinokonjunktivitis, Ekzem) finden sich jedoch stark erhöhte Serumspiegel dieses Immunglobulins. Diese entstehen über Wirkung von Th2-Lymphozyten, die bei den Plasmazellen den Switch von Immunglobulin G zu Immunglobulin E in der Reifung der Zellen bewirken. Nur wenige Krankheiten zeichnen sich durch ähnlich hohe IgE-Spiegel aus wie die Neurodermitis; sie sind hier deutlich höher als bei Asthma oder Heuschnupfen. Über die Rolle von IgE in der Entstehung von ekzematösen Hautveränderungen besteht keine Einigkeit; manche Hautärzte halten IgE bei Neurodermitis lediglich für ein Epiphänomen bei gleichzeitig vorbestehendem Asthma oder Heuschnupfen. Andere Autoren – dazu gehört der Verfasser – glauben, dass zumindest bei einer Untergruppe von Patienten diese IgE-Antikörper tatsächlich eine pathophysiologisch bedeutsame Rolle spielen und als solche ermittelt werden müssen (s.u. bei Management).

Auch wenn erhöhte IgE-Bildung ein Hauptmerkmal von atopischen Erkrankungen ist, ist die Gleichung »Atopie = IgE-Erhöhung« falsch. Es gibt Bronchialasthma, nicht-infektiöse Rhinokonjunktivitis und Neurodermitis, ohne dass das Gesamt-IgE erhöht wäre oder spezifische IgE-Antikörper nachweisbar wären. Man hat diese – klinisch nicht unterscheidbaren – Krankheiten deshalb unter den Begriff »intrinsisch« zusammengefasst, während die IgE-assoziierten Formen als »extrinsisch« bezeichnet werden.

Es sei nicht verschwiegen, dass hier die Wissenschaftler weltweit in der Definition von »Atopie« nicht einer Meinung sind (s.o. »Definitionen«). Nach Meinung des Autors ist Atopie mehr als IgE und besteht aus der Verbindung des Auftretens einer gestörten epithelialen Barriere (Überreaktivität) und abnormer Immunreaktion.

Topische antiinflammatorische Therapie

Als Methode der ersten Wahl beim atopischen Ekzem – speziell im akuten Schub – ist die Behandlung der Entzündung der Haut.
Für die lokale Applikation gibt es drei Alternativen:
- **Topische Glucococorticoide (Dermocorticoide; TGC)**
- **Topische Calcineurin-Inhibitoren**
- **Weitere topische entzündungshemmende Stoffe.**

Selten kommt man bei der Neurodermitis an Cortison vorbei.

Besonders häufig wird man in der Apotheke mit der ängstlichen Frage konfrontiert: »Ist denn da auch Cortison drin?«. Ein kurzfristiger und lokaler Einsatz von Glucocorticoiden erweist sich bei der Neurodermitis in den meisten Fällen als ausreichend, eine Cortisonphobie ist daher nicht angebracht. Es gilt, den Kunden die Angst vor den Dermocorticoiden zu nehmen, und rationell auf mögliche Nebenwirkungen und speziell, wie man diese verhindern kann, zu verweisen.

Die Alternative zum Cortison, die topischen Calcineurin-Inhibitoren (TCI), birgt auch ein theoretisches Risikopotential in sich: Karzinome, Lymphome (vgl. unten). Die TCIs werden so nach Leitlinien nur als Option der zweiten Wahl eingestuft. Was jedoch derzeit überdacht wird.

Topische Glucococorticoide (Dermocorticoide; TGC)

Bereits seit 1952 werden topische Glucocorticoide in der Dermatologie verwendet und sind aus der Therapie des akuten Schubs bei der Neurodermitis nicht mehr wegzudenken.

Wirkungsmechanismus

Glucocorticoide binden an zytosolische Rezeptoren, der Hormon-Rezeptor-Komplex wandert in den Zellkern und moduliert so die Transkription von Zielgenen.

Wirkungen

Glucocorticoide weisen antiinflammatorische, antiallergische und immunmodulierende Eigenschaften auf und werden dadurch bei den unterschiedlichsten Indikationen eingesetzt, besonders häufig auch in Dermatologie.

Als relevante Wirkungen auf/in der Haut gelten:
– Hemmung der Synthese und Freisetzung von TNF-α, IL-1, IL-4, IL-5, IL-6
– Inhibition der Synthese von Zytokinen durch TH2- und CD4+-T-Zellen
– Blockade der Kollagen- und Mucopolysaccharidsynthese der Fibroblasten
– Antiproliferative Wirkung an Epidermiszellen
– Vasokonstriktion
– Inhibition von Phospholipase A2 und Arachidonsäuremetabolisierung
– Hemmung der Synthese von Leukotrienen.

Speziell die antiproliferativen, vasokonstriktorischen und immunsuppressiven Effekte rufen aber auch gleichzeitig die Nebenwirkungen hervor (vgl. Abb. 16; s. u.).

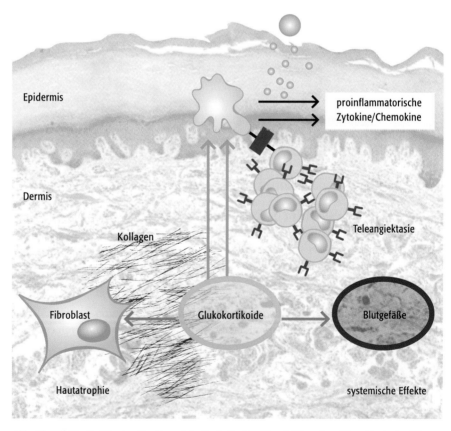

Abb. 16   Effekte der Glucocorticoide auf die Haut; Quelle: Ring J. Neurodermitis – Atopisches Ekzem. Thieme, Stuttgart 2012

Wirkstärke

Mittlerweile gibt es mehrere Möglichkeiten, um die Wirkstärke der Dermocorticoide zu interpretieren. Hier aufgeführt ist die Methode nach Niedner bzw. Mutschler et al., bei der eine Einstufung in vier verschiedene Grade vorgenommen wird: Klasse I: schwach wirksam, Klasse II: mittelstark wirksam, Klasse III: stark wirksam und Klasse IV: sehr stark wirksam (vgl. dazu Tabelle 17).

Natürlich ist die Potenz auch von der eingesetzten Konzentration abhängig; so sind durchaus Verschiebungen innerhalb der Wirkstoffklassen möglich.

Enormen Einfluss auf die Wirkstärke besitzt auch das galenische Vehikel, welches für die Penetration aus der Grundlage verantwortlich ist. Hier gilt folgende Abstufung bezüglich der Liberation: Salbe > Creme > Lösung. In Bezug auf die Bioäquivalenz verschiedener Arzneimittel mit identischem Wirkstoff und gleicher Konzentration sei ein leichtes Fragezeichen anzumerken.

Das Stadium der Neurodermitis beeinflusst aber auch die Auswahl des Vehikels. Bei akut-nässendem Ekzem sollten eher »feuchte« Applikationsformen wie Lösungen, Lotiones oder O/W-Cremes eingesetzt werden. Die chronische Phase erfordert eher Salben oder W/O-Cremes.

Zur Therapie der Neurodermitis »reichen« meist Wirkstoffe der Klasse eins bis zwei (schwach bis mittelstark wirksam) aus. Nur der sehr schwere akute Verlauf oder chronisch-lichenifizierte Ekzeme erfordern kurzfristig den Einsatz von stärker potenten Vertretern. Auch palmoplantare Ekzeme können eine höhere Klasse gegebenenfalls sogar unter Okklusivbedingungen bedingen.

Der »Therapeutische Index« (TIX)

Der TIX gibt das Nutzen-Risiko-Profil an, also das Verhältnis von Wirkstärke in Relation zu den Nebenwirkungen und hier besonders dem Atrophierisiko. Leider ist dieser Wert bislang nicht für alle Dermocorticoide verfügbar. Als Bezugssubstanz gilt Hydrocortison mit einem TIX von 1,0. Die besten Werte (Kategorie 2) erzielen bislang hierbei:

Methylprednisolonaceponat, z.B.: Advantan® (TIX: 2,0)
Prednicarbat, z.B.: Dermatop® (TIX: 2,0)
Hydrocortisonbutyrat, z.B.: Alfason®, Laticort® (TIX: 2,0)
Mometasonfuroat, z.B.: Ecural® (TIX: 2,0).

Mit Ausnahme von Mometasonfuroat (III) gehören alle Vertreter zur Wirkstoffklasse II. (AWMF-Leitlinie reg 013/034).

Tab. 17: **Topische Glucocorticoide**

Arzneistoff (Konzentration)	Fertigarzneimittel (Auswahl)	Applikationsformen[1]
Klasse I: schwach wirksam:		
Hydrocortison (0,25–0,5 %, z.T: nicht verschreibungspflichtig)	Ebenol®; Linola akut®; Soventol® Hydrocort; Fenistil® Hydrocort	C; E; S; Spr.
Hydrocortison (1 %)	Linola® Cort	C; S
Prednisolon (0,25 %)	Prednisolon Creme Law®; Linola® HN/ Fett	C; FS; S
Klasse II: mittelstark wirksam:		
Hydrocortisonaceponat (0,127 %)	Retef®	C
Hydrocortisonbuteprat (0,1 %)	Neuroderm® Akut	C
Hydrocortison-17-butyrat (0,1 %)	Alfason®; Laticort®	C; Cresa; E; L; M; S
Clobetasonbutyrat (0,05 %)	Emovate®	C
Dexamethason (0,035 - 0,10 %)	Tuttozem® N	C
Flumetason-21-pivalat (0,02 %)	Locacorten®; Cerson®	C; FC
Fluprednilen-21-acetat (0,02 %)	Decoderm®	C; S
Triamcinolonacetonid (0,1 %)	Volon® A; Triam Lichtenstein®; Kortikoid ratio®	C; H; S
(0,25 %)	Volonimat® N	S
Klasse III: stark wirksam:		
Amcinonid (0,1 %)	Amciderm®	C; S; FS; E
Betamethason-17,21-dipropionat (0,05 % bzw. 0,064 %)	Diprosone® Diprosis®	C; S; L S; G
Betamethason-17-valerat (0,1 %)	Betnesol®-V; Bemon®; Betagalen®; Soderm®	S; C; E; L
Desoximetason (0,25 %)	Topisolon®	S
Diflocortolon-21-valerat (0,1 %)	Nerisona®	C; FS; S
Fluocinonid (0,05 %)	Topsym®	C; FS; L; S
Fluocinolonacetonid (0,025 %)	Jellin®	C; S
Methylprednisolonaceponat (0,1 %)	Advantan®	C; E; FS; L; S
Mometasonfuroat (0,1 %)	Ecural®; MomeGalen®	C; FC; L; S
Prednicarbat (0,25 %)	Dermatop®; Prednicarbat Acis®; PredniTop	C; FS; L; S
Klasse IV: sehr stark wirksam:		
Clobetasol-17-propionat (0,05%)	Karison®; Dermoxin®; Clobegalen®	C; E; FS; L ; S

1) C: Creme; Cresa: Cremesalbe; E: Emulsion; FC: Fettcreme; FS: Fettsalbe; G: Gel; H: Haftsalbe; L: Lösung; M: Milch; S: Salbe; Spr: Spray

Resorptions- und Penetrationsverhältnisse

Besonders zu berücksichtigen ist der Ort der Applikation, vor allem auch in Bezug auf Nebenwirkungen. Das entsprechende Hautareal ist in Abhängigkeit von der Dicke der Hautschicht und den jeweiligen lokalen Gegebenheiten mit verantwortlich für die Resorptionsrate der Glucocorticoide. Dies wurde bereits 1967 am Beispiel Hydrocortison von Feldmann und Maibach festgestellt (Tabelle 18).

Aufgrund der dünneren Epidermis sollte der Einsatz bei Säuglingen, Kleinkindern und Senioren besonders sorgfältig überlegt werden. Unter Okklusion scheinen sich die Verhältnisse nochmals deutlich zu verstärken (Faktor x fünf bis zehn). Auch bei geschädigter Haut (z.b. Verletzung, Sonnenbrand) erfolgt eine deutlich erhöhte Resorption.

Sehr vorsichtig sollte man mit der Anwendung von Glucocorticoiden im Genital- und Gesichtsbereich sein, hier sind besonders die Augen- und Ohrenregion äußerst empfindlich. Stark und mittelstark wirksame Corticosteroide dürfen daher in diesen Arealen nur mit Vorsicht und nicht länger als eine Woche angewendet werden. Ebenso gilt es im Bereich der Intertrigines ist eine Anwendung genau abzuwägen. Besonders in diesen »Problemzonen« erweisen sich die topischen Calcineurin-Inhibitoren als vorteilhaftere Option.

Tab. 18: **Resorptionsverhältnisse von Glucocorticoiden in Abhängigkeit vom Hautareal** (nach Feldmann und Maibach)

Unterarm (innen):	1,0	Rücken:	1,7
Kopfhaut:	3,5	Stirn:	6,0
Gesicht:	13,0	Genitalregion:	43,0

Tab. 19: **Topische Nebenwirkungen der Glucocorticoide bei dermaler Applikation**

- Hautatrophie
- Dehnungsstreifen (Striae rubrae distensae)
- Teleangiektasie
- Rosacea-artige Dermatitis (meist perioral)
- Steroidakne
- Pigmentationsstörungen
- Hypertrichose
- Hautblutungen
- Unverträglichkeitsreaktionen (Brennen, Pruritus, Erythem, trockene Haut)

Anwendung

Normalerweise ist eine einmal tägliche Applikation der TGS ausreichend (Depotbildung im Stratum corneum); im akuten Schub sollte man eventuell auf eine zweimal tägliche Applikation steigern. In der Fachliteratur wird bei einmaliger Anwendung der Zeitpunkt kontrovers diskutiert. Viele Autoren favorisieren die Applikation am Morgen, da hier der Körper physiologisch an hohe Cortisolspiegel gewöhnt ist. Durch die Bettwärme ist der Juckreiz abends oft stark ausgeprägt, was wiederum für eine abendliche Gabe spricht.

Ziel des modernen Therapiemanagements ist es, die Anwendungshäufigkeit und Therapiedauer mit Dermocorticoiden so weit wie möglich zu reduzieren. Zur Einsparung gibt es mehrere Optionen:
- Stufentherapie: Im akuten Stadium beginnt man mit einem stärker wirksamen Corticoid (Stufe II–III), zunächst eventuell sogar zweimal täglich, im wöchentlichen Abstand wird die Wirkstärke langsam reduziert.
- Intervalltherapie: Im subakuten bis chronischen Stadium: Für drei bis vier Tage wird Glucocorticoid-haltige Creme (Klasse I–II) appliziert, dann für ein bis zwei Tage nur Basistherapeutikum, langsam wird die Zahl der steroidfreien Tage gesteigert.
- Tandemtherapie: Auch für das subakute bis chronische Stadium gedacht, erfolgt hier ein Wechsel zwischen Dermocorticoid und Basistherapeutikum morgens und abends.

Eine interessante Option empfiehlt Herr Prof. Ring bei häufig rezidivierendem Verlauf: Langsam reduziert man nach der Akutphase die Zahl der Cortison-Tage bis auf zweimal wöchentlich, was auch über einen längeren Zeitraum weitergeführt werden kann, vergleichbar einer proaktiven Therapie. Hierdurch wird ein Auftreten von neuen Schüben unterbunden. Das Nebenwirkungsrisiko ist dabei interessanterweise nicht (stark) ausgeprägt, da die Haut diese Cortisondosis, auch längerfristig, zu tolerieren scheint.

Eminent wichtig ist ein Ausschleichen der Therapie – eigentlich schon, wenn die Therapie anschlägt, sonst besteht die Gefahr eines »Rebounds«, einer Exazerbation über dem Ausgangszustand hinaus.

Beschrieben ist das Auftreten einer »Tachyphylaxie«, das heißt, dass sich nach längerfristiger Therapie eine Wirkungslosigkeit einstellt. Häufig schafft hier ein Wirkstoffwechsel Abhilfe.

Nebenwirkungen

Die unerwünschten Effekte werden in erster Linie durch Wirkstärke, Ort, Dauer und Fläche der Anwendung bestimmt. Die Anwendung bei Kleinkindern sollte auf maximal 10 % der Körperoberfläche beschränkt bleiben, bei Erwachsenen 20 %.

Bei der lokalen Applikation im Rahmen des atopischen Ekzems bleiben die Nebenwirkungen meist auf das behandelte Hautareal beschränkt (vgl. Tabelle 19).

Alle topischen Nebenwirkungen sind als direkte Folgen der therapeutischen Effekte anzusehen. Besonders gefürchtet ist die pergamentpapierartige Ausdünnung der Epidermis, die Hautatrophie, welche sich jedoch meist erst nach Langzeitbehandlung mit sehr stark wirksamen Glucocorticoiden manifestiert. Durch Reduktion der Kollagenproduktion und des Bindegewebes kommt es zu den Striae distensae rubrae (vgl. Abb. 17).

Stark ausgeprägt bei Therapie des atopischen Ekzems mit Dermocorticoiden können periorale Dermatitiden sein (Abb. 18).

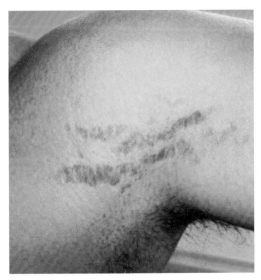

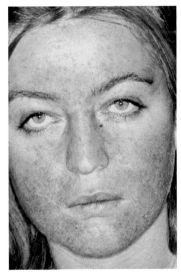

Abb. 17 Striae distensae; Quelle: Ring J. Neurodermitis – Atopisches Ekzem. Thieme, Stuttgart 2012

Abb. 18 Periorale rosacea-artige Dermatitis; Quelle: Ring J. Neurodermitis – Atopisches Ekzem. Thieme, Stuttgart 2012

Systemische Nebenwirkungen treten zwar bei Therapie mit Dermocorticoiden seltenst auf, sind aber aufgrund der gestörten Hautbarriere nicht hundertprozentig auszuschließen. Auch bei den besonderen Gegebenheiten (Säuglingshaut, Okklusion!) sollte darauf ein Augenmerk gelegt werden. In Tabelle 20 sind die systemischen Nebenwirkungen der Glucocorticoide aufgeführt.

Tab. 20: Systemische Nebenwirkungen der Glucocorticoide (Auswahl)

Organ/-system	Nebenwirkung
Endokrines System	Diabetes Katabole Stoffwechsellage Fettstoffwechselstörungen (Stammfettsucht, Stiernacken) Nebennierenrindenatrophie Natrium- und Wasserretention (mineralcorticoide Wirkung)
Skelett/Muskulatur	Muskelatrophie Osteoporose Wachstumsstörungen bei Kindern
Kardiovaskuläres System	Hypertonie Thrombozytose, Leukozytose
Immunsystem	Immunsuppression
Gastrointestinales System	Magenulcus
Auge	Glaukom
ZNS	Aggression, Depression, Unruhe, Angst

Kontraindikationen

Gegenanzeigen bestehen bei Hautinfektionen, verursacht durch Bakterien, Viren oder Pilze. Keine Anwendung sollte ebenfalls erfolgen bei Windpocken, Tuberkulose oder Syphillis aufgrund der immunsupprimierenden Wirkung. Auch bei Rosacea, perioraler Dermatitis und Akne vulgaris verbietet sich eine Anwendung.

Verwendung als Rezeptursubstanzen

Folgende Parameter müssen besonders beachtet werden:
- Liegt die verordnete Konzentration im therapeutischen Bereich?
- PH-Stabilität der verwendeten Glucococorticoide: Fast alle Corticosteroide sind bei pH 4 bis 5 stabil, eventuell ist zur Einstellung ein Säure- oder Pufferzusatz erforderlich. Inkompatibilitäten mit anderen Wirk- und Hilfsstoffen sind möglich und vorher durch Plausibilitätsprüfung zu checken.
- Die freien Alkohole besitzen bei topischer Anwendung meist nur ein Minimum der Wirkung der Ester. Auf eine genaue Bezeichnung der verordneten Wirkstoffe ist zu achten. Bei Unklarheiten sollte eine Rücksprache mit dem Arzt erfolgen.

Topische Calcineurin-Inhibitoren (TCI)

Seit 2002 sind in Deutschland die beiden topischen Calcineurin-Inhibitoren Pimecrolimus (Elidel®) und Tacrolimus (Protopic®) zur Therapie des atopischen Ekzems zugelassen. Beide Substanzen sind den Macroliden zuzuordnen; Tacrolimus ist ein Stoffwechselprodukt des Pilzes Streptomyces tsukubaensis, Pimecrolimus ein halbsynthetisches Ascomycin-Derivat. Die strukturellen Unterschiede sind jedoch gering (s. Abb. 19).

Elidel® ist als 1 %-ige Creme verfügbar. Tacrolimus gibt es nur als Salbe (0,1 und 0,03 %), was speziell in den Sommermonaten als etwas unangenehm empfunden werden kann. Von ihrem Wirkungspotential her dürften beide Arzneistoffe schwach bis mittelstarken Glucocorticoiden entsprechen, Tacrolimus gilt dabei als etwas stärker.

Tacrolimus ist als Immunsuppressivum auch systemisch gegen Abstoßung von Transplantaten im Einsatz (z.B. Prograf®, Advagraf®, Modigraf®). Pimecrolimus wird ausschließlich topisch verwendet.

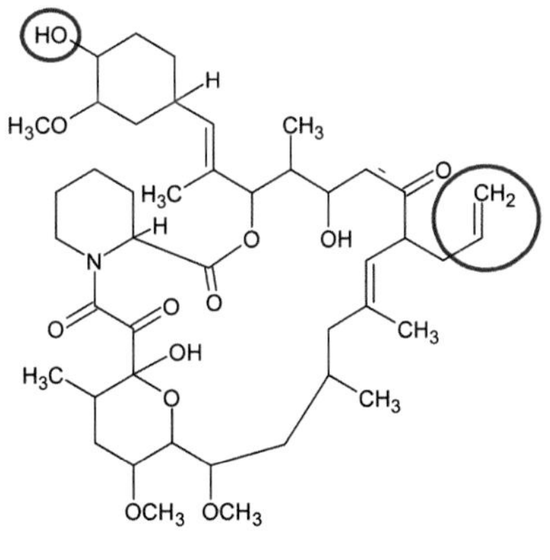

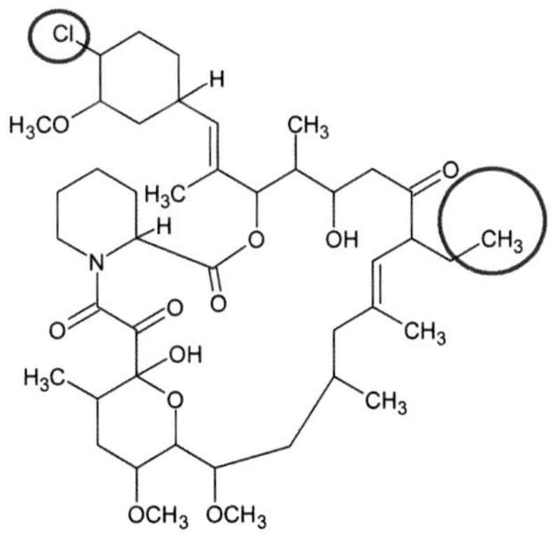

Tacrolimus   Pimecrolimus

Abb. 19 Strukturformeln von Tacrolimus und Pimecrolimus

Wirkungsmechanismus

Die beiden topischen Calcineurin-Inhibiotoren binden an das Zytosol-Protein Immunophilin (Macrophilin-12), somit wird die Phosphatase-Aktivität des Calcium-Calmodulin-Calcineurin-Komplexes vermindert. Durch die unterbleibende Phosphorylierung erfolgt keine Translokation von NF-AT (nuclear factor of activated T-cells) an den Zellkern. Die Kommunikation zwischen Zellmembran und Zellkern unterbleibt. Die Produktion und Freisetzung von Lymphokinen: Interleukin (IL)-2, IL-3, IL-4, IL-8, Tumor-Nekrose-Faktor (TNF)-α und Interferon-γ wird verhindert. Letztendlich findet keine Aktivierung und Proliferation von T-Zellen statt (vgl. Abb. 20).

Der große Vorteil gegenüben den Glucocorticoiden besteht darin, dass die Wirkung nur auf die T-Zellen, Mastzellen und basophilen Granulozyten beschränkt bleibt. Speziell die fehlenden Effekte auf Fibroblasten und Keratinozyten dürften für das geringere Nebenwirkungspotential verantwortlich sein (s.u.; Abb. 21).

Der ebenfalls festzustellende antipruriginöse Effekt soll über eine Hemmung des TRPV 1-Rezeptors und verminderte Ausschüttung von Substanz P vermittelt werden (Optimising Atopic Dermatitis Management; Informations-CD der Firma Meda).

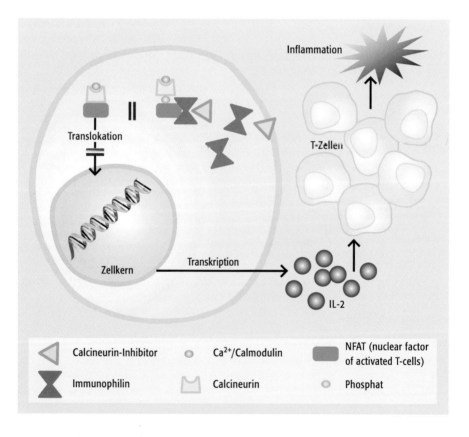

Abb. 20 Wirkungsmechanismus der topischen Calcineurin-Inhibitoren: Modifiziert und vereinfacht nach: http://www.novartistransplantation.de/therapie/wie funktioniert Immunsuppression/Calcineurininhibitoren/index.shtml

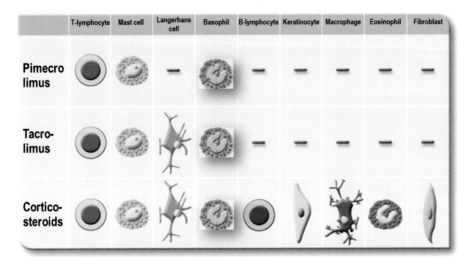

Abb. 21   Selektive Wirkung der topischen Calcineurin-Inhibitoren: Optimising Atopic Dermatitis Management ; Informations-CD der Firma Meda; nach: Grassberger M et al. Br J Dermatol 1999; 141(2):264-273; Zuberbier T et al. J Allergy Clin Immunol 2001; 108(2):275-280; Meingassner Jg et al. Br J Dermatol 2003; 149(4):853-857; Cheer SM et al. Am J Clin Dermatol 2001; 2(6):389-406; Goodwin JS et al. J Clin Invest 1986; 77(4):1244-1250
Mit freundlicher Genehmigung der Firma Meda.

Indikation

Aufgrund des theoretischen Risikos für maligne Hauterkrankungen (vergleiche unten), sind die topischen Calcineurin-Inhibitoren laut Leitlinien (AMWF 013/027; Darsow et al.) nur als Second-Line-Therapeutika eingestuft, was derzeit überdacht wird (Ring in prep.). Besonders geeignet erweisen sich die TCIs in Regionen, bei denen sich ein Einsatz von Glucocorticoiden verbietet: Gesicht, Hals, intertriginöser Bereich. Bis auf die Schleimhäute können die topischen Calcineurin-Inhibitoren überall angewendet werden.

Pimecrolimus ist indiziert:
- Für die Behandlung von **leichtem oder mittelschwerem** atopischen Ekzem bei Patienten ab zwei Jahren
- Wenn eine Behandlung mit topischen Kortikosteroiden entweder nicht angebracht oder nicht möglich ist, wie z.B. bei:
  • Unverträglichkeit gegenüber topischen Glucocorticoiden
  • mangelnder Wirksamkeit von topischen Glucocorticoiden
  • Anwendung im Gesicht und im Halsbereich, wo eine intermittierende Langzeitbehandlung mit topischen Kortikosteroiden nicht empfehlenswert ist

Tacrolimus wird eingesetzt:

– Zur Behandlung des **mittelschweren bis schweren** atopischen Ekzems bei Patienten ab zwei Jahren, falls kein Ansprechen auf andere Therapie erfolgt, oder bei Personen über 16 Jahren, die weitere Therapien nicht vertragen.
– Zur Erhaltungstherapie des mittelschweren bis schweren atopischen Ekzems bei Patienten mit häufigen Exazerbationen (d.h. viermal oder öfter pro Jahr, »proaktive Therapie«).

Art und Dauer der Anwendung

Beide TCIs sind ausschließlich zur topischen Anwendung bei Kindern ab zwei Jahren zugelassen (Protopic® 0,1 %: ab 16 J.). Gerade bei Säuglingen mit Gesichtsekzem stellt Pimecrolimus nach Meinung vieler Dermatologen das Mittel der Wahl dar. (Ring 2012).

Pimecrolimus wird zur »aktiven Therapie« bereits bei ersten Anzeichen und Symptomen zweimal täglich bis zur vollständigen Heilung empfohlen. Auch eine intermittierende Langzeittherapie über einen Zeitraum von maximal zwölf Monaten ist möglich. Hier erfolgt die erneute Anwendung bei jedem Schub. Ein neues interessantes Therapieschema sieht nach zweimal täglicher Applikation von Glucocorticoiden (für drei Tage) einen Wechsel auf Pimecrolimus (2 x) oder Pimecrolimus + Dermocorticoid (je 1 x täglich) vor (Luger et al. 2013).

Tacrolimus wird zur Akuttherapie zweimal täglich eingesetzt. Eventuell sollte danach ein Ausschleichen (einmalige Applikation) erfolgen. Eine Sonderform stellt die proaktive Therapie dar, bei der im Anschluss an die aktive Anwendung Tacrolimus über einen längeren Zeitraum zweimal pro Woche (z.B. Montag und Donnerstag) einmal täglich aufgetragen wird. So soll das Wiederaufflammen neuer Schübe minimiert werden.

Beide TCIs dürfen keinesfalls unter Okklusivbedingungen eingesetzt werden.

Nebenwirkungen

Am häufigsten anzutreffen sind lokale Hautreaktionen, wie Brennen und Exantheme; diese treten bevorzugt zu Therapiebeginn auf und sind danach meist reversibel. Für weitere Nebenwirkungen vergleiche Tabelle 21.

Für besonderes Aufsehen sorgte eine von der amerikanischen FDA im Jahre 2005 herausgegebene Black Box Warning. Hierbei wird auf ein erhöhtes Risiko für das Auftreten von Lymphomen und Hautkrebs hingewiesen; Grundlage für diese Empfehlung stellten Tierversuche an Albinomäusen und theoretische Überlegungen dar. Bereits 2005 äußerte sich ein hochrangiges Gremium von Dermatologieprofessoren

Tab. 21: **Nebenwirkungen der topischen Calcineurin-Inhibitoren**

- Sehr häufig:
  Brennen, Juckreiz an der Applikationsstelle (stärker bei Tacrolimus, bis 50 %)

- Häufig:
  Reizung, Erythem, bei Tacrolimus: Parästhesie, Schmerz

- Gelegentlich:
  Infektionen der Haut: Impetigo, Herpes, Follikulitis
  Papillome der Haut
  Hautausschlag, Parästhesie (bei Pimecrolimus), Austrocknung, Ödeme

- Evtl.:
  Alkoholunverträglichkeit (stärker bei Tacrolimus)
  Allergie
  Theoretisches Risiko von Lymphomen

dazu, die keinerlei Anzeichen für ein erhöhtes Krebsrisiko bei der Anwendung an über 40.000 Patienten feststellen konnten (Bieber et al. 2005). Zahlreiche Untersuchungen zu diesem Thema wurden in den letzten Jahren durchgeführt (z.b. Arellano FM et al. 2007, Thaçi et al. 2010). Eine erhöhte Inzidenz von Tumorerkrankungen konnte nicht registriert werden. Eventuell birgt die Krankheit Neurodermitis selbst ein erhöhtes Risiko für das Auftreten von Lymphomen (Siegfried et al. 2013). Weitere Untersuchungen zu dieser Problematik erscheinen zur endgültigen Klärung erforderlich. Auch im Kundengespräch wird man häufig damit konfrontiert:»Ich habe gehört, diese Salbe löst Krebs aus.« Besonders beim Einsatz bei Kleinkindern sollte man die Bedenken der Eltern sehr ernst nehmen und sachlich, wissenschaftlich fundiert zu diesem Thema Stellung beziehen.

Der größte Vorteil gegenüber den topischen Glucocorticoiden besteht sicherlich im fehlenden Atrophierisiko der Haut, bedingt durch den selektiven Wirkungsmechanismus. Auch weitere typische Glucocorticoidnebenwirkungen wie zum Beispiel Teleangiektasien, periorale Dermatitiden treten nicht auf.

Systemische Nebenwirkungen und Wechselwirkungen (vergleiche Ciclosporin) sind aufgrund der sehr geringen Resorptionsrate und Blutspiegelkonzentrationen fast auszuschließen.

Aufgrund des angesprochenen Krebsrisikos bleiben die topischen Calcineurin-Inhibitoren (zumindest vorerst) Mittel der 2. Wahl.

Wichtige Hinweise zur Anwendung:
- Intensive Sonnenbestrahlung meiden. Auf einen entsprechenden Sonnenschutz ist aufgrund des Hautkrebsrisikos zu achten.
- Keine Anwendung bei akuten viralen Infektionen.

- Kein Kontakt mit Augen oder Schleimhäuten.
- Nach der Anwendung: Hände waschen!
- Keine Kombination mit Alkohol (erhöhtes Nebenwirkungsrisiko).
- Zu Impfungen sollte ein zeitlicher Abstand eingehalten werden.
- Bei Tacrolimus sollten zwei Stunden vor und nach der Anwendung keine Hautpflegemittel verwendet werden.

Für eine kurze vergleichende Gegenüberstellung von Tacrolimus und Pimecrolimus siehe Tabelle 22.

Tab. 22:   **Vergleich zwischen Pimecrolimus und Tacrolimus**

Arzneistoff	Pimecrolimus	Tacrolimus
Darreichungsform	Creme!	Salbe
Wirkung	Schwächer	Stärker
Indikation	Leichte und mittelschwere Neurodermitis	Mittelschwere und schwere Neurodermitis
Verträglichkeit	Besser	Etwas schlechter
Nebenwirkungen	(Weniger) Reaktionen an Applikationsstelle; Lymphadenopathien, Herpes simplex; Bakterielle Infektionen möglich	(Mehr) Hautreizungen (bis 50 %); Hyperästhesie; Akne; Herpes; Follikulitis; Lymphadenopathien
Resorptionsrate	Gering	Evtl. etwas höher

Weitere topische antiinflammatorische Substanzen

Vitamin B12

Im Jahre 2009 erregte eine Fernsehreportage (ARD vom 19.10.2009, Titel:»Heilung unerwünscht: Wie Pharmakonzerne ein Medikament verhindern«) über den Einsatz von einer Vitamin B12-haltigen Avocadoöl-Creme zur lokalen Anwendung bei Neurodermitis und Psoriasis großes Aufsehen. Schon bald entwickelte sich in den Apotheken ein regelrechter Hype nach Regividerm® (Handelsname mittlerweile: Mavena®). Der Einsatz bei Neurodermitis wird durch eine Studie an 21 Probanden belegt (Januchowski et al. 2009). Als antiinflammatorischer Wirkungsmechanismus wird ein Abfangen von NO (Stickstoffmonoxid) propagiert; bei Neurodermitikern soll ein erhöhter Spiegel an NO in der Haut vorliegen. Mittlerweile hat die Nachfrage deutlich nachgelassen, aussagekräftige Studien speziell mit höherer Teilnehmerzahl existieren bislang nicht.

Bufexamac

Als echte Option zu den topischen Glucocortociden galt lange das nichtsteroidale Antirheumatikum Bufexamac. Aufgrund von schweren Kontaktallergien erfolgte 2010 der Widerruf der Zulassung, ebenso darf Bufexamac als Rezeptursubstanz nicht mehr verwendet werden.

Pflanzliche und homöopathische Alternativen

Im Bereich der Phytotherapeutika werden vorwiegend Bittersüßstängel (Dulcamarae stipites) als Option verwendet, das entsprechende Präparat Cefabene® wurde aber Ende 2013 vom Markt genommen. In anthroposophischer Zubereitung ist Bittersüß in Kombination mit Lysimachiae herba (Pfenningkraut) verfügbar (Dermatodoron® Salbe). Die Anwendung erfolgt bei akutem und chronischem Ekzem ein bis zweimal täglich. Die Kombination von α-Bisobolol (Levomenol) und Heparin soll entzündungshemmende, juckreizstillende und antiallergische Wirkungen besitzen (Sensicutan®).

Als »homöopathisches Cortison« bezeichnet man häufig die Ballonrebe (Cardiospermum halicacabum). Die Ballonrebe besitzt ferner eine stark juckreizlindernde Wirkung. Für eine topische Applikation stehen Halicar®, Dermaplant® und Fide-San® zur Verfügung. Empfohlen wird, die Präparate dreimal täglich aufzutragen.

Generell sei aber anzumerken, dass wenige wissenschaftliche Studien speziell zu pflanzlichen und homöopathischen Glucocorticoid-Alternativen existieren und deren Wirkstärke in der Literatur unterschiedlich interpretiert bzw. stark angezweifelt wird.

Systemische Immunsuppressiva

Meist erweist sich eine topische Therapie der Neurodermitis als ausreichend. Daher ist nur bei schwersten, vor allem großflächigen Exazerbationen eine systemische Applikation erforderlich. Hier gilt es aber unter den möglichen Optionen genau auszuwählen, da die eingesetzten Vertreter doch mit einem deutlichen Nebenwirkungspotential ausgestattet sind. Eingesetzt werden können:

- **Systemische Glucocorticoide**
- **Ciclosporin A**
- **Weitere systemische Immunsuppressiva**

Ciclosporin A

Ciclosporin A stellt einen Naturstoff aus dem Pilz Tolypocladium inflatum dar. Die Substanz war der erste Vertreter der Calcineurin-Inhibitoren, zu denen auch Pimecrolimus und Tacrolimus zählen. Eine topische Anwendung von Ciclosporin hat sich aber als wirkungslos erwiesen, daher erfolgt nur die systemische Applikation. Ciclosporin wird verwendet zur Prophylaxe der Transplantatabstoßung (z.B. Leber, Herz), nach Knochenmarktransplantation, bei schwerer endogener Uveitis sowie beim nephrotischen Syndrom. In der Dermatologie wird Ciclosporin gegen schwere, therapiersesistente Psoriasis und seit 1997 auch zur Neurodermitistherapie eingesetzt. Jedoch sollte die Verwendung hierbei nur den schweren und schwersten Verlaufsformen vorbehalten bleiben.

Wirkungsmechanismus

Dieser gleicht den beiden oben vorgestellten Calcineurin-Inhibitoren durch eine Inhibition der Aktivierung von T-Zellen. Lediglich der Angriffspunkt von Ciclosporin findet an einem anderen Immunophilin, nämlich Cyclophilin A, statt.

Einsatz

Beim atopischen Ekzem: Nur bei länger bestehenden, schweren, therapieresistenten Formen und Nichtansprechen auf eine topische Therapie speziell mit Glucocorticoiden. Die Dosierung beginnt zunächst mit 2,5 mg Ciclosporin pro kg Körpergewicht täglich, aufgeteilt in zwei Einzeldosen. Nach vier Wochen ist eine Dosissteigerung um 1 mg/kg (bis auf 5 mg/kg Körpergewicht) möglich.

Ciclosporin kann zur Kurzzeittherapie (Dauer: meist acht bis 16 Wochen) eingesetzt werden, wobei man die Substanz nach ersten Anzeichen der Wirkung langsam ausschleicht. Eine Wirklatenz von bis zu vier Wochen ist zu berücksichtigen.

Auch eine Erhaltungstherapie ist möglich, aber bedingt durch die Nebenwirkung nur selten zu tolerieren.

Ciclosporin ist nur für Erwachsene indiziert, es gibt aber Berichte über den off-label-use bei Kindern und Jugendlichen.

Präparate

Erhältlich ist Ciclosporin in Form von Weichkapseln, als Lösung zum Einnehmen oder als Infusionslösung. Ciclosporin: Sandimmun®; Sandimmun® Neoral; Sandimmun® Optoral; Ciclosporin® Dura; Ciclosporin® Pro; Deximune®; Immunosporin®.

Nebenwirkungen

Eine Vielzahl von Nebenwirkungen limitiert die therapeutische Verwendung. In erster Linie ist hier an dosisabhängige Nierenfunktionsstörungen zu denken, diese erfordern eine sorgfältige Kontrolle des Serum-Creatinin-Spiegels vor, während und eventuell auch nach der Therapie. Die Blutdruckwerte können enorm steigen. Das erhöhte Auftreten von Lymphadenopathien und malignen Tumoren, vor allem im Bereich der Haut, ist beschrieben. Ein Anstieg der Serumspiegel von Bilirubin und Leberenzymen kann registriert werden (Kontrolle erforderlich). Durch die immunsuppressive Wirkung wächst das Risiko für Infektionskrankheiten. Weitere häufige Nebenwirkungen von Ciclosporin sind in Tabelle 23 aufgeführt.

Tab. 23: Weitere häufige Nebenwirkungen von Ciclosporin

- Alopezie oder Hypertrichose
- Muskelkrämpfe, Muskelschmerzen
- Gingivitis
- GIT-Störungen
- Parästhesien
- Müdigkeit
- Leberfunktionsstörung
- Erhöhung der Blutfettwerte
- Hyperkaliämie, Hypomagnesiämie
- Hyperurikämie

Kontraindikationen

Ebenso wie bei den Nebenwirkungen gibt es auch sehr viele Gegenanzeigen, welche die Anwendung einschränken. Hier sind in erste Linie anzufügen: Nierenfunktionsstörungen, starker Bluthochdruck, schwere Infektionskrankheiten und vorhergehende Malignome. Eine gleichzeitige Kombination mit einer Lichttherapie muss aufgrund eines erhöhten Krebsrisikos unterbleiben.

Als relative Kontraindikationen gelten (siehe Tabelle 24):

Tab. 24: **Relative Kontraindikationen von Ciclosporin**

- Gleichzeitige Therapie mit nephrotoxischen Medikamenten
- Keine Kombi mit anderen Immunsupressiva (außer topischer Therapie), Retinoiden
- Starke Lebererkrankungen
- Gicht
- Hyperkaliämie
- Drogen- oder Alkoholkrankheit
- Langjährige Vortherapie mit Methotrexat
- Schwangerschaft, Stillzeit
- Impfung mit Lebendvakzinen

Interaktionen

Die enge therapeutische Breite von Ciclosporin bedingt zahlreiche Wechselwirkungen.

Ciclosporin stellt ein Substrat von CYP450 3A4 dar. Enzyminhibitoren (z.B. Grapefruitsaft, Macrolide, …) erhöhen den Blutspiegel; Enzyminduktoren (z.B. Carbamazepin, …) erniedrigen diesen. Eine Kombination mit anderen nephrotoxischen Arzneistoffen (z.B. Aminoglycoside) kann den nierenschädigenden Effekt verstärken. Besondere Vorsicht gilt es in Kombination mit anderen Immunsuppressiva walten zu lassen.

Bei Tacrolimus und Pimecrolimus müssen diese Interaktionen wegen der minimalen Blutspiegel nicht berücksichtigt werden.

Trotz dieser vielen Probleme gilt Ciclosporin im Bereich der systemischen Therapie des atopischen Ekzems bei vielen Autoren immer noch als Mittel der ersten Wahl. Eine Behandlung sollte jedoch sorgfältig abgewogen und überlegt sein.

Systemische Glucocorticoide

Neben ihrer topischen Verwendung können Glucocorticoide auch systemisch angewendet werden. Die perorale und parenterale Applikation sollte auf schwerste, persistierende Ekzeme beschränkt bleiben. Besonders häufig werden Prednison, Prednisolon und eventuell Methylprednisolon eingesetzt. Die Dosierung beträgt im Anfangsstadium meist 40–80 mg Prednisolonäquivalent. Bei Kindern erfolgt die Anwendung nach Körpergewicht; meist zu Beginn ca. 1 mg/kg Körpergewicht. Nach dem circadianen Rhythmus der Cortisolproduktion im Körper sollte die Hauptmenge oder bei geringer Dosierung die Gesamtmenge morgens zwischen sechs bis acht Uhr eingenommen werden. Die Therapie ist ausschleichend zu beenden. Bei extrem starker Exazerbation kommt auch die kurzfristige Stoßtherapie für zwei bis vier Tage infrage (bis zu 1000 mg Prednisolon parenteral!).

Eine Vielzahl von systemischen Nebenwirkungen (s. oben) limitieren die Verwendung. Besonders bei Kindern können diese schon bei kurzfristiger Therapie auftreten und stärker ausgeprägt sein. Spezielles Augenmerk ist hier auf die Möglichkeit von Wachstumsstörungen zu legen.

Aufgrund der systemischen Verabreichung müssen auch zahlreiche Arzneimittelinteraktionen berücksichtigt werde. Gerade die schon angesprochene Cortisonphobie sollte mit dem Patienten/Kunden diskutiert werden.

Weitere systemische Immunsuppressiva

Als Second-line-Therapeutika finden weitere Immunsuppressiva Verwendung. Diese besitzen jedoch meist keine Zulassung für die Indikation Neurodermitis (off-label-use) und sind häufig nur dann indiziert, wenn eine Gabe von Ciclosporin kontraindiziert oder nicht wirksam ist.

Azathioprin (Imurek®; Azafalk®; Azathioprin® …)

Azathioprin unterdrückt nach Metabolisierung die Immunantwort des Körpers. Der endgültige Wirkungsmechanismus ist noch nicht geklärt. Wichtig scheint die Störung der Bildung von Purinen und somit eine Hemmung der DNA-Synthese zu sein. Die Dosierung erfolgt in Abhängigkeit von Thiopurinmethyltransferase (TPMT): 1–3 mg/kg KG täglich, wobei ein etwas verzögerter Wirkungseintritt (bis zu acht Wochen) im Vergleich zu Ciclosporin festgestellt werden muss. Bei Kindern und Jugendlichen verbietet sich der Einsatz. Die Applikation kann peroral oder intravenös erfolgen.

Viele Nebenwirkungen schränken auch hier die Anwendung ein, exemplarisch sollen hier nur einige erwähnt werden. Neben den sehr häufigen gastrointestinalen Effekten wird auch das Knochenmark beeinflusst (myelotoxische Wirkung): Lymphome und Tumore allgemein können die Folge sein. Leukopenien treten auf, ein Anstieg der Leberenzyme ist zu verzeichnen, dies erfordert jeweils entsprechende Blutkontrollen.

Azathioprin darf nicht mit dem Gichtmittel Allopurinol kombiniert werden, da Allopurinol den Abbau von Azathioprin inhibiert und somit dessen Toxizität ansteigt.

Mycophenolat mofetil (Cellcept®; Mycophenolatmofetil...®)

Mycophenolat mofetil wird im Körper zu Mycophenolsäure (MPA) metabolisiert. MPA hemmt die Inosinmonophosphat-Dehydrogenase und somit die Guanosin-Nucleotidsynthese. Besonders T- und B-Lymphozyten sind auf die de-novo-Synthese von Purinen angewiesen, dies erklärt die besonders starke Wirkung auf die Lymphozyten.

Die Dosis ist individuell festzulegen, bis zu 2 g/die peroral sind möglich.

Durch die immunsuppressive Wirkung kann es zum Auftreten von starken, eventuell lebensbedrohlichen Effekten kommen. Magen-Darm-Beschwerden können sich als Kolitis manifestieren. Störungen des blutbildenden Systems sind möglich: Anämie, Leukopenie, Thrombozytopenie (Kontrolle erforderlich!). Das Malignom-Risiko steigt an.

Weitere

Auch der Folsäure-Antagonist Methotrexat kann, wie auch bei Psoriasis, verwendet werden. Ferner stellt Interferon-γ (Imukin®) eine mögliche Option dar.

Mikrobielle Kolonisierung und Infektion

Lange Zeit dachte man, dass Patienten mit Neurodermitis eine relative »Immunschwäche« aufweisen, da sie häufiger an Infektionserkrankungen leiden. Bei genauer Betrachtung handelt es sich hier allerdings überwiegend um Infektionserkrankungen des Hautorgans. Lediglich bei der seltenen genetisch bedingten Erkrankung »Hyper-IgE-Syndrom«, die durch extrem erhöhte Serum-IgE-Spiegel auffällt, kommt es auch zu lebensbedrohlichen Infektionen innerer Organe wie tiefe Abszesse und Knocheneiterung. Diese Erkrankung kann auch mit ekzematösen Hauterscheinungen einhergehen, beruht aber auf einem anderen genetischen Defekt.

Es ist bekannt, dass die Haut von Neurodermitikern empfänglicher für mikrobielle Kolonisation und Infektion ist. Auch die unbefallene Haut von Neurodermitikern ist mit dem Eitererreger Staphylococcus aureus besiedelt, und das in bis zu 90 %! Auch findet er sich im Naseneingang. Wenn die Haut ekzematös verändert ist, steigt die Dichte von S. aureus ganz erheblich oft um das Tausend- bis Zehntausendfache, ohne dass die Mechanismen hierfür geklärt wären.

Als grundlegendes Phänomen vermutet man eine Schwäche der angeborenen Immunität durch schwächere Produktion der in der Epidermis angesiedelten antimikrobiellen Peptide (AMP), wie z.B. humanes Beta-Defensin, welches antibakteriell wirkt. Bei schweren Fällen wird aus der Staphylokokken-Kolonisation dann eine Infektion mit eitrigen Krusten, die man auch als »Impetiginisation« bezeichnet.

Auf der normalen Haut von Kontrollpersonen oder gesunden Menschen überwiegt der harmlose Staphylococcus epidermidis. Derzeit laufen hochinteressante Forschungen zur Untersuchung des kutanen »Mikrobioms« – das ist die Gesamtheit aller Mikroben, die auf dem Hautorgan anzutreffen sind.

Nicht nur gegen Bakterien, auch gegen Viren besteht eine abgeschwächte Immunität. So leiden Patienten mit Neurodermitis häufiger unter Herpes simplex-Infektion und können bei Kontakt mit dem Herpes simplex-Virus die gefürchtete Komplikation des sogenannten Eczema herpeticatum entwickeln, wo es über Nacht zur Aussaat von stark juckenden Bläschen und Pusteln kommt, die schnell aufgekratzt und blutig werden können und oft nur noch als punktförmige Erosionen imponieren. Die Krankheit kann mit hohem Fieber und neurologischen Komplikationen einhergehen. Erfreulicherweise gelingt es heute durch hoch dosierte antivirale Therapie, am besten intravenös, diesem Krankheitsbild den Schrecken zu nehmen.

Auch Pilzinfektionen können häufiger bei Neurodermitis beobachtet werden, insbesondere Candidaosis in intertriginösen Räumen.

Im Bereich der vorderen und hinteren Schweißrinne und des Kopfes kann die saprophytäre Hefe Malassezia furfur bei Neurodermitikern nachgewiesen werden, wenn auch besonders Kopf- und Nackenregion betroffen sind. Von dem dänischen Dermatologen N. Hjorth wurde diese Form der Neurodermitis als »Kopf und Hals« (»Head and neck«) Dermatitis beschrieben. Derselbe Erreger ist auch verantwortlich für das in der Sommerzeit sowie bei starkem Schwitzen zu beobachtende harmlose Krankheitsbild der Pityriasis versicolor.

Inwieweit Mikroorganismen auf der Haut durch ihre eigene Virulenz, d.h., Schadwirkung und Stimulierung des angeborenen Immunsystems, pathogen wirken, oder vielleicht sogar über die adaptive Immunität und Bildung spezifischer Antikörper, ist Gegenstand der Diskussion. Jedenfalls wurden bei Patienten mit schwerer Neurodermitis auch IgE-Antikörper gegen Staphylokokken-Bestandteile sowie gegen Malassezia furfur beschrieben.

Aufgrund der allgemein zu beobachtenden verstärkten Kolonisierung mit pathogenen Mikroorganismen, die auch zur Infektion führen kann, stellt die antimikrobielle Behandlung einen Grundpfeiler in der Therapie der Neurodermitis dar.

Antimikrobielle Therapie

Besonders gegen die Kolonisation von Staphylococcus aureus, die mit der Gefahr der Impetiginisierung verbunden ist, muss im Akutstadium interveniert werden; meist mit lokalen Arzneiformen, in schweren Fällen auch systemisch.

Interessanterweise zeigen auch die immunsuppressiv wirkenden Glucocorticoide und Calcineurin-Inhibitoren Effekte gegen Staphylococcus aureus.

Antiseptika

Als Antiseptika bezeichnet man Substanzen, die Erreger von Infektionskrankheiten abtöten können. Insgesamt handelt es sich dabei um eine chemisch sehr heterogene Gruppe. Häufig eingesetzt werden:

Chlorbleiche (Natriumhypochlorit)

2009 erregte eine Studie von Huang et al. internationales Interesse, in der die Verwendung von Haushaltsbleiche (mit Natriumhypochlorit) als Zusatz zum Badewasser empfohlen wurde (in Kombination mit Mupirocin-Nasensalbe). Für ein Bad verwendet man ca. 150 ml 6%-iger Natriumhypochlorit-Lösung, zwei- bis dreimal pro Woche. Auch gegen MRSA zeigte sich dies als effektiv. Nachteilig ist jedoch die starke Entfettung der Haut zu erwähnen.

Farbstoffe

Zur Verwendung der antimikrobiell wirkenden Farbstoffe in Form von Bädern oder Umschlägen existieren unterschiedliche Meinungen.

Kaliumpermanganat besitzt oxidative Wirkung und sollte nur in stark verdünnter Form eingesetzt werden (durchsichtige rosa Färbung der Lösung), da es in hoher Konzentration ätzend ist.

Der Triphenylmethanfarbstoff Gentianaviolett (Methylrosanilin = Kristallviolett) eignet sich in 0,1–0,5 %iger Konzentration. Nachteilig wirken sich gerbende, granulationshemmende Effekte und natürlich die Färbung aus.

Chlorhexidin, Polyhexanid, Octenidin

Die kationischen Antiseptika gelten als gut verträglich und werden meist als Lösungen oder Gele eingesetzt. Polyhexanid und Octenidin zeigen auch Wirksamkeit gegen MRSA (Ring 2012).

Bei besonders starker Impetigo wird auch das Tränken des feuchten Schlauchverbands »wet wraps« (vgl. unten) mit Chlorhexidin- (0,5 %) oder Polyhexanid-Lösung (0,2 %) empfohlen (Ring 2012).

Clioquinol (Vioform®)

Die Substanz weist antiseptische, antibakterielle und antimykotische Effekte auf. Die Substanz ist als Linola® Sept im Handel, wird aber auch rezepturmäßig verwendet. Besonders geeignet ist Clioquinol für eine Kombination mit Glucocorticoiden. Normalerweise erfolgt die Applikation zweimal täglich. Als Nebenwirkung speziell zu erwähnen ist eine Gelb- bis Braunfärbung der Kleidung. Aufgrund des Jodgehaltes sollte Clioquinol bei Patienten mit Schilddrüsenerkrankungen längerfristig nur sehr vorsichtig angewendet werden. Bei Säuglingen und Kleinkindern gibt es wenige Erfahrungen.

Triclosan

Triclosan besitzt neben seinem desinfizierenden Effekt eine besonders gute Wirkung gegen Staphylococcus aureus und wird daher sehr häufig beim atopischen Ekzem eingesetzt. Meist wird es in Cremeform (2–3 %-ig) ein- bis mehrmals täglich appliziert, auch zur Langzeittherapie (Ring 2012). Als Nebenwirkungen sind zu nennen: Hautirritationen und Allergiegefahr; die Gefahr einer Resistenzentwicklung besteht.

Lokale Antibiotikatherapie

Das generelle Problem liegt hierbei in der Resistenzentstehung speziell bei Mehrfach- oder Langzeitapplikation, daher finden meist nur »Reserve-Antibiotika« Verwendung. Oft stellt man fest, dass ziemlich schnell nach dem Absetzen eine Rekolonisierung mit Staphylococcus aureus stattfindet und der Ausgangszustand wieder erreicht wird.

Fusidinsäure

Fusidinsäure (Fucidine®) weist nur ein sehr enges Wirkspektrum auf (aber auch gegen MRSA) und gilt als ein Mittel der Wahl (Ring 2012). In der Regel wird Fusidinsäure dreimal täglich appliziert, unter Verband nur einmal; meist für sechs bis acht

Tage. Nebenwirkungen sind Hautreizungen und eventuell Allergie. Bei starker Impetigo ist eine Kombination mit Glucocorticoiden sinnvoll (Fucidine® H, Fucicort®).

Mupirocin (InfectoPyoderm®, auch: Turixin® Nasensalbe)

Anwendung: Salbe: Ein- bis dreimal täglich auftragen, nicht in Augen; max.
                  für zehn Tage ohne besondere Anweisung
Nebenwirkungen: Hautirritationen (Brennen, Juckreiz, Rötung); Allergie.

Ein spezieller Hinweis zur Lagerung sollte erfolgen: Nach dem Öffnen nur maximal zehn Tage bei Raumtemperatur.

Retapamulin (Altargo®)

Der Arzneistoff weist einen einzigartigen Wirkungsmechanismus auf (Hemmung der bakteriellen Proteinsynthese durch Interaktion an einer bestimmten Bindungsstelle der 50S Untereinheit des bakteriellen Ribosoms).

Anwendung: Zweimal täglich auftragen, nicht in Augen, Schleimhäute; max.
                  für fünf Tage ohne besondere Anweisung
Nebenwirkungen: Häufig: Hautirritationen, gelegentlich: Schmerzen, Pruritus,
                  Erythem.

Systemische Antibiotikatherapie

In besonders schweren Fällen ist auch die systemische Applikation von Antibiotika möglich. Als Mittel der ersten Wahl gelten dabei neuere Oral-Cephalosporine. Alternativ können auch penicillinasefeste Penicilline eingesetzt werden. Bei vorliegender β-Lactamallergie stellen Macrolide, Gyrasehemmer oder evtl. Clindamycin eine Option dar (Ring 2012).

Neurodermitis-Kleidung

Die große Problematik in der Verwendung von Antibiotika besteht darin, dass aufgrund der Resistenzbildungsgefahr eine Langzeitanwendung häufig ausgeschlossen werden muss. Meist erfolgt ziemlich schnell nach Absetzen eine Restitution zum Ausgangszustand, mit der Möglichkeit des Auftretens von Rezidiven. Als Alternative bieten sich spezielle antimikrobiell beschichtete Textilien an, die für den täglichen Gebrauch geeignet sind. Zwei bisher bekannte Optionen gelten als besonders interessant:

1. Silberbeschichtete Kleidung: Padycare® Produkte der Firma TEXAMED GmbH bestehen aus Mikrofaser, welche mit 20 % Silberanteil beschichtet ist. Vorwiegend Leibwäsche (Abb. 22) aber auch Bettbezüge sind erhältlich.

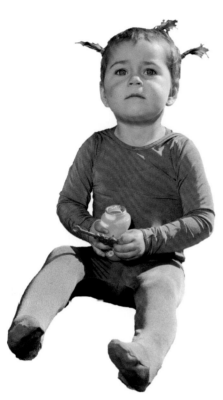

Aufgrund des »oligodynamischen« Effekts der freigesetzten Silberionen erfolgt eine antimikrobielle Wirkung. Dies konnte auch in Studien belegt werden (vgl. Abb. 23).

Die Vorteile sind: Keine Resistenzbildung und fehlendes Allergiepotential. Ein kleines Fragezeichen bleibt jedoch mit einer möglichen Resorption von Silber bestehen. Eine Kostenerstattung der relativ teuren (Silber!) Bekleidungsstücke durch die Krankenkasse ist möglich.

In der Dermokosmetik findet Mikrosilber mittlerweile ebenso Verwendung (z.B. Multilind® Mikrosilber Creme/ Lotion; Hans Karrer® Hydrocreme/Lipolotion Mikrosilber, Olivenöl® Haut in Balance Dermatologische Akutcreme). Hier wird auch das Risiko einer Resorption diskutiert. In letzter Zeit sind Nanopartikel aufgrund möglicher toxikologischer Nebenwirkungen in den Fokus geraten. Bei oben genannten Produkten befindet sich die Teilchengröße im Bereich von ca. 10 μm. Es müssen aber die gestörte Barriereschicht und die speziellen Bedingungen der Säuglingshaut berücksichtigt werden.

Abb. 22 Kind mit Padycare-Body (Firmeninformation der Firma TEXAMED. Mit freundlicher Genehmigung.

2. Dermasilk®-Textilien bestehen aus einer Spezialseide, welche der potentiell allergisierende Bestandteil Sericin entzogen wurde. Diese Seide ist fest und unlösbar mit der quartären Ammoniumverbindung AEGIS ADM 5772/S gekoppelt. AEGIS ADM 5772/S ähnelt Benzalkoniumchlorid und wirkt nur an der Oberfläche. Durch Studien konnte die Wirksamkeit belegt werden (Ricci et al. 2004).

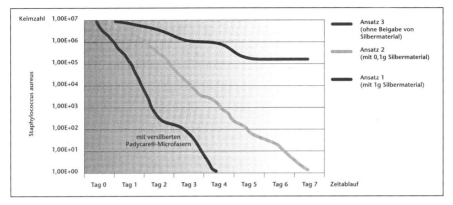

Abb. 23 Reduktion der Bakterienzahl durch silberbeschichtete Bekleidung (Firmeninformation der Firma TEXAMED. Mit freundlicher Genehmigung)

Antimykotische Therapie

Bei einer Infektion mit Malassezia furfur sind Antimykotika indiziert, speziell bei der »head and neck-Dermatitis«. Ketoconazol oder mittlerweile auch Itraconazol, Fluconazol können als systemische Therapeutika in Betracht gezogen werden (Ring J, Alomar A, Bieber T. et al. 2012), auch Ciclopiroxolamin topisch stellt eine Option dar (Darsow et al. 2010).

Antivirale Therapie

Das gefürchtete Ekzema herpeticatum, welches auch letal enden kann, erfordert die sofortige Gabe von Virustatika. Als Mittel der ersten Wahl gilt die Applikation von Aciclovir i.v..

Juckreiz

Juckreiz ist das vorherrschende Symptom der Neurodermitis, es wird von vielen Hautärzten als die »Primär-Effloreszenz« gesehen. Tatsächlich gibt es unter den vielen juckenden Dermatosen wenige Hautkrankheiten, die mit solch quälendem lang anhaltendem und immer wiederkehrenden Juckreiz einhergehen.

Juckreiz hat eine Leidensqualität wie Schmerz, wird jedoch von vielen, insbesondere nicht selbst Betroffenen, anderes gesehen. Während man bei Patienten mit starken Schmerzen vor Mitleid schmilzt, erhalten Neurodermitiker die Aufforderung »hör endlich auf zu kratzen«. Juckreiz kann die Lebensqualität ganz erheblich beeinträchtigen; der Autor kennt Patienten, die wegen des starken Juckreizes Selbstmord machen wollten.

Da Juckreiz ein subjektives Symptom ist, ist es schwer zu quantifizieren und zu messen. Wir sind auf die Angaben des Patienten angewiesen. Die Juckreizforschung ist noch lange nicht so weit wie die Schmerzforschung. Es ist aber bekannt aus den Beschreibungen der Patienten, aber auch aus den sichtbaren Folgen des Juckreizes, nämlich der Art und Weise, wie Patienten dagegen vorgehen (z.B. Kratzen, Scheuern, Kneifen etc.), dass es unterschiedliche Qualitäten von Juckreiz geben muss.

Seit Jahrhunderten kann man den Juckreiz nicht besser definieren, als die »Missempfindung, die zum Kratzen Anlass gibt«, wie es schon Samuel Hafenreffer 1660 tat.

Bis vor Kurzem dachte man auch, dass Juckreiz der »kleine Bruder des Schmerzens« sei, der über die gleichen sensorischen Fasern geleitet würde und bei stärkeren Schmerzimpulsen überlagert zum Abklingen gebracht werden kann.

Seit einigen Jahren wissen wir jedoch, dass dies nicht stimmt. Juckreiz ist eine spezifische Empfindung, die über spezifische afferente Neuronen geleitet wird, die zu den marklosen sensorischen C-Fasern mit langsamer Leitungsgeschwindigkeit gehören, die sogenannten prurizeptiven Nervenfasern.

Durch Erregung der schnellleitenden A-δ-Fasern kann eine Juckreizempfindung überlagert werden. Dies macht man sich in der Therapie durch Anwendung von Kälte oder durch direkte Stimulierung dieser Fasern über chemische Stoffe, wie z.B. Menthol, zunutze. Durch Befragung von vielen Hunderten von Patienten mit juckenden Hauterkrankungen gelang es uns in meiner Zeit als Direktor der Hautklinik des Universitätskrankenhauses Eppendorf, mit meinem Mitarbeiter Ulf Darsow ein Instrument zu entwickeln, mit dem nicht nur die Intensität, sondern auch unterschiedliche Qualitäten der Juck-Empfindung erfasst werden können. Dieser »Eppendorfer-Juckreiz-Fragebogen« ist mittlerweile ins Englische übertragen und hat Eingang in die internationale Juckreiz-Forschung gefunden. Mithilfe von 135 Items, die einerseits verschiedene Empfindungen, andererseits die Leidensintensität, aber auch die prurifensiven Aktionen, d.h. die Tätigkeiten, die zur Bewältigung von Juckreiz eingesetzt werden, beschreibt, gelingt es tatsächlich, signifikant unterschiedliche Qualitäten von Juckreiz zu messen, z.B. zwischen Ekzem-Juckreiz und Juckreiz bei Urtikaria (Nesselsucht).

Die Juckempfindung wird dann über sensorische Nerven zum Rückenmark geleitet, wo sie auf der kontralateralen Seite in den Traktus spinothalamicus mündet, der die Reize zum Hirn transportiert.

Durch moderne Methoden der Bildgebung, wie z.B. die Positronen-Emissions-Tomographie (PET) oder das funktionelle Magnet-Resonanz-Imaging (fMRI), gelingt es, Aktivierungsmuster im zentralen Nervensystem darzustellen und so die Juckempfindung nach experimentell ausgelöstem Juckreiz sichtbar zu machen. Dabei zeigte sich, dass neben der zu erwartenden Erregung sensorischer Areale die Hauptaktivierungsstellen im motorischen Kortex zu sehen sind, nämlich für die ent-

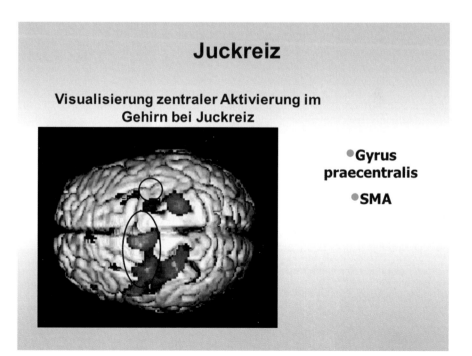

Abb. 24 Bildliche Darstellung der zentral-nervösen Verarbeitung einer Juckempfindung im Gehirn in der Positronen-Emissions-Tomographie (PET) (aus Darsow et al.)

stehende Kratzreaktion (den Probanden war es aber absolut verboten zu kratzen!), sowie Aktivierungsmuster in Arealen des limbischen Systems, die für die bekannte Beteiligung emotionaler Komponenten in der Verarbeitung und Wahrnehmung der Juckempfindung sprechen.

Anders als gesunde Probanden, bei denen experimentell Juckreiz erzeugt wurde, finden sich bei Patienten mit Neurodermitis wesentlich komplexere Muster mit einer aktiven »Deaktivierung« verschiedener Großhirnareale, die für die dauernde Erregung und zentral-nervöse Gegenregulation sprechen.

Die größten Schwierigkeiten der experimentellen Juckreiz-Forschung bestanden darin, dass man zwar mit bestimmten Substanzen, z.B. Histamin, bestimmte Proteasen (z.B. aus der Hagebutte), Juckreiz induzieren kann, jedoch die Empfindung – wenn sie einmal besteht – nicht schnell abschalten kann, wie solches beim Schmerz mit bestimmten Laser-»Kanonen« möglich ist. Zusammen mit den Mitarbeitern Ulf Darsow und Florian Pfab gelang es, mit einem Thermo-Modul, das innerhalb von Sekunden die Temperatur in einem relativ physiologischen Bereich von 25 °C auf 32 °C hin und her schalten kann, tatsächlich auch die Juckempfindung schnell an- und abzuschalten. Erst mit dieser Methode wurden Untersuchungen in der funktionelle Kernspinresonanz möglich.

Die Juckreiz-Literatur beschreibt eine Fülle von Substanzen, die Juckreiz induzieren können (Tab. 25) und die bei unterschiedlichen Arten des Juckreizes eine Rolle spielen.

Tab. 25: **Mediatoren der Juckreiz-Empfindung**

- Histamin
- Serotonin (5-Hydroxytryptamin)
- Substanz P
- Andere Neuropeptide
- Prostagladine
- Leukotriene
- Zytokine (schwach Interleukin-2, stark Interleukin-31)
- Opiat-Peptide
- Enzyme (Proteasen, z.B. aus Hagebutte)
- Neurotrophine (Nervenwachstumsfaktor NGF)
- Endothelin
- Kallikrein/Kinine

Von besonderem Interesse sind dabei die direkten nervalen Reaktionsmuster über Neurokinine, aber auch Neurotrophine. So gelingt es durch Stimulation mit Nerven-wachstumsfaktor (Nerve growth factor NGF) Juckreiz zu erzeugen. Diese vasku-lär-nervalen Interaktionen spielen eine entscheidende Rolle bei dem sogenannten Axon-Reflex der seit fast einhundert Jahren bekannten Histamin-Reaktion: Es kommt zunächst zu einer leichten Rötung, der eine akute Vasodilatation zugrunde liegt, danach entsteht ein Ödem (die Quaddel) durch Änderung der Gefäßpermea-bilität und Durchtritt von Serum in die Gewebsflüssigkeit. Schließlich kommt es zu einer umgebenden flammenden Rötung (»Flare«), die über einen nervalen Reflex in der Umgebung (Axon-Reflex) ausgelöst wird. Die Ablesung dieser Quaddel-Ery-them-Reaktion ist tägliches Brot des Allergologen bei der Hauttestung.

Bei sehr stark und chronisch juckenden Zuständen, wie z.B. Krankheiten der Pru-rigo-Gruppe (Prurigo nodularis) finden sich erhöhte NGF-Marker sowie Expressi-onen des nozizeptiven Rezeptors für die Tyrosinkinase.

Über die peripher-zentralen Reflexmechanismen erklären sich auch lange bekannte Phänomene, wie das der sogenannten Alloknesis: Darunter versteht man das Phä-nomen, dass in der Umgebung einer stark juckenden Hautveränderung schon die Reizung mit anderen nicht Juckreiz erzeugenden Stimuli – z.B. leichte Berührung – genügt, wiederum Juckreiz auszulösen.

Leider ist Juckreiz-Forschung für Neurodermitis-Patienten noch nicht weit genug fortgeschritten. Am besten untersucht ist der Histamin- oder Kinin-induzierte Juck-reiz. Wir sind jedoch ziemlich sicher, dass dieses nicht die Mediatoren des Juck-reizes bei Ekzemerkrankungen sind. Neue Untersuchungen weisen auf Effekte von Zytokinen, insbesondere Interleukin 31 hin, welches möglicherweise der Vermittler des »Neurodermitis-Juckreizes« sein könnte.

Antipruriginöse Therapie

Für die Betroffenen ist meist der quälende Juckreiz bei der Neurodermitis am schlimmsten. Oberstes Ziel stellt daher die Unterdrückung des lästigen Kratzens und Juckens dar. Es gilt also den Circulus vitiosus aus Juckreiz und Kratzen (»itch-scratch cycle«) zu durchbrechen (vgl. Abbildung 25).

Wichtige Maßnahmen zu Unterdrückung des Juckreizes sind:
- Auslösefaktoren meiden
- Kleidung: Keine Wolle, Nylon, Perlon; »Schildchen entfernen«
- Auftreten meist bei höherer Temperatur und nachts in Bettwärme → Zimmertemperatur nicht zu warm!
- Ablenkung schaffen: z.B. »Kratzklötzchen«, Puppe
- Entspannungstechniken erlernen
- Kühlung
- Evtl. fett-feuchter Verband
- Fingernägel schneiden
- Stoffhandschuhe tragen
- Führen eines Kratztagebuchs.

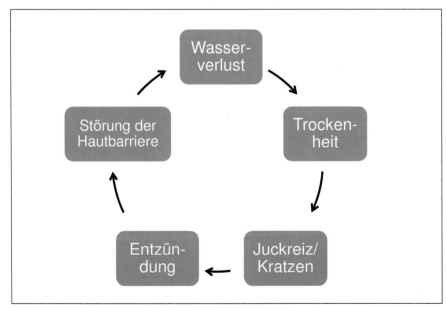

Abb. 25   Teufelskreis Juckreiz-Kratzen

Besonders effektiv zur Linderung des Juckreizes zeigen sich fett-feuchte Verbände (wet wrap dressings). In Abbildung 26 a–d ist zu erkennen, wie man wet wraps anlegt.

Zunächst wird ein Pflegepräparat (auch topische Glucocorticoide oder Antiseptika sind möglich) aufgetragen. Darüber kommt ein feuchter Trikotschlauchverband (z.B. Tubifast®, Covertex®), der zusätzlich mit einer Antiseptika-Lösung getränkt sein kann. Zum Abschluss bedeckt man mit einem trockenen Verband. Dieser Wickelverband verbleibt für drei bis fünf Stunden auf der Haut. Die fett-feuchten Verbände verschaffen schnell eine Kühlung und lindern außerdem die Entzündung. Damit werden der Haut Lipide und Wasser zugeführt.

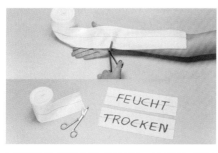
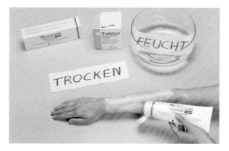
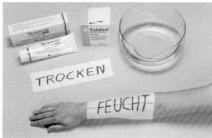
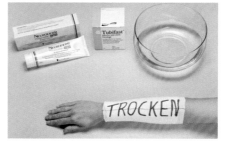

Abb. 26 a–d   Fett-feuchte Verbände
        Quelle: Neuroderm-Informationsbroschüre. Mit freundlicher Genehmigung der Firma InfectoPharm.

Juckreizlindernde Substanzen

An der Entstehung von Juckreiz sind zahlreiche Mediatoren beteiligt. Ähnlich vielfältig gestalten sich auch die therapeutischen Optionen (eingesetzte Substanzen vergleiche Tab. 26).

Tab. 26: **Juckreizlindernde Wirkstoffe**

Topisch	Systemisch
Glucocorticoide	Glucocorticoide
Calcineurin-Inhibitoren	H1-Antihistaminika
Polidocanol	Mastzellstabilisatoren
Lokalanästhetika	Leukotrienantagonisten
Gerbstoffe	Opioid-Antagonisten
Palmitoylethanolamin	
Teere	
Ammoniumbituminosulfonat	
Capsaicin	
Zinkoxid	
Doxepin	
Menthol	
Glycin	

Zur Verwendung der Glucocorticoide und topischen Calcineurin-Inhibitoren vgl. oben.

Topische Antipuriginosa

Polidocanol (Macrogollaurylether, Lauromacrogol 400, Laureth-9, Thesit®)

Wirkung

Durch die lokalanästhetischen Eigenschaften von Polidocanol entsteht eine schmerz- und juckreizstillende Wirkung.

Anwendung

Als Creme oder Lotion kann Polidocanol in 3–10 %-iger Konzentration eingesetzt werden; auch in Form von Badezusätzen ist die Substanz im Handel erhältlich.

In einer Anwendungsbeobachtung aus dem Jahre 2007 konnte die gute juckreizlindernde Wirkung einer Polidocanol-Harnstoff-Kombination gezeigt werden (Schommer et al. 2007).

In höherer Konzentration kennt man Polidocanol auch als Mittel zur Sklerosierung (z.B. von Varizen).

Präparate (Auswahl)

Topische Anwendung in Optiderm® Creme/Fettcreme/Lotion (mit Harnstoff); in: Anaesthesulf® (mit Zinkoxid); in: Eucerin® AtopiControl Anti-Juckreiz Spray; als Badezusatz in: Balneum® Hermal plus.

Nebenwirkungen

Systemische Nebenwirkungen sind nicht beschrieben, eventuell ist aber lokal Juckreiz (!), Brennen oder Allergie möglich. Ferner ist zu beachten, dass Latex-Kondome unter der Anwendung von Polidocanol reißen können. Ein Kontakt mit Augen oder Schleimhäuten ist zu vermeiden.

Verwendung als Rezeptursubstanz

Polidocanol wirkt als O/W-Emulgator und kann so bei Einarbeitung in W/O-Systeme zum Brechen der Emulsion führen.

Weitere Lokalanästhetika

Auch der Einsatz von Lokalanästhetika in Cremeform (Prilocain + Lidocain in Emla®) kann erwogen werden, allerdings ist das Allergierisiko der »Caine« und bei Säuglingen die Gefahr einer lebensbedrohlichen Methämoglobinämie zu berücksichtigen.

Gerbstoffe

Wirkung

Aufgrund der enthaltenen Phenolgruppen reagieren die Gerbstoffe mit den Proteinen der Haut und wirken so adstringierend. Daneben sind antientzündliche, hämostyptische, schweißhemmende und antimikrobielle Effekte bekannt.

Anwendung

Heutzutage werden vorwiegend synthetische Gerbstoffe, vor allem das Natriumsalz des Phenolsulfon-Phenol-Harnstoff-Formaldehyd-Kondensationsproduktes (Tamol®), aufgrund ihrer guten Wasserlöslichkeit verwendet. Als Creme, Fettcreme, Lotio (ein- bis zweimal täglich), Gel (drei bis mehrmals täglich) erfolgt die topische Applikation. Auch Badezusätze, Umschläge sind möglich. Die Wirkstofffreisetzung aus wässriger Formulierung ist besser.

Eine hervorragende Alternative besteht nach Ansicht des Autors in Auszügen aus schwarzem Tee (möglichst unparfümiert!). Dazu ein bis zwei Teebeutel in 200 ml kochendem Wasser 10–20 min. ziehen lassen, abseihen, abkühlen lassen und als Wickel oder Umschlag anwenden. Auch Auszüge aus Eichenrinde oder Hamamelis können eingesetzt werden.

Präparate (Auswahl)

Tannolact®, Tannosynt®

Nebenwirkungen

Ein »Hardening« der Haut, Austrocknungsgefühl, leichte Hautreizung und evtl. Allergien sind beschrieben.

Palmitoylethanolamin (auch: Palmitoylethanolamid, PEA)

Der Cannabinoid-CB2-Agonist kann gegen Juckreiz und Schmerzen eingesetzt werden. Enthalten in der Physiogel®-A.I-Serie konnte die Substanz in der ATOPA-Studie überzeugen (Eberlein et al.). Palmitoylethanolamin findet man zum Beispiel auch in Dermasence® BarrioPro-Produkten.

Teere

Seit über 100 Jahren werden Teere in der Therapie eingesetzt, allerdings wird ihre Anwendung durch das evtl. Risiko für potentiell cancerogene Wirkung limitiert (vgl. unten).

Wirkung

Teere sind Endprodukte der trockenen Destillation von Hölzern oder Teeren und besitzen eine riesige Menge von Substanzen (ca. 10.000), von denen eine Vielzahl noch nicht identifiziert ist. Als mögliche Wirkungen werden diskutiert:
• Juckreizstillende
• Antiinflammatorische
• Antiproliferative
• Antimikrobielle
• Keratoplastische, keratolytische Effekte.

Einsatz

Meist verwendet wird Steinkohlenteer sowohl als reiner Teer (Pix lithantracis) oder auch als alkoholischer Extrakt (Liquor Carbonis detergens; LCD; Lithanthracis picis liquor).

Besonders geeignet sind Teere beim chronischen, stark juckenden Ekzem, evtl. alternierend mit Glucocorticoiden einmal täglich für eine Anwendungsdauer von max. vier Wochen!

Präparate (Auswahl)

Lorinden® Teersalbe, Teer-Linola® Fett

Nachteile und Nebenwirkungen

Im Tierversuch wurden karzinogene Wirkungen festgestellt. Beim Menschen ist bis jetzt nur ein Zusammenhang mit dem Auftreten von Plattenepithelkarzinomen des Skrotums dokumentiert worden (Hauptverband der gewerblichen Berufsgenossenschaften e.V.; Lee et al.). Nichtsdestotrotz wurde der Einsatz von Teeren 1997 in Kosmetika verboten. Der DAC empfiehlt die Anwendung nur nach sorgfältiger Schaden-Nutzen-Abwägung.

Weitere Nebenwirkungen/Nachteile:
* Viele Inhaltsstoffe → nicht standardisierbar
* Störender Geruch
* Störende Farbe: Verfärbungen der Kleidung möglich!
* Leicht irritierend
* Komedogen (Teerfollikulitis)
* Phototoxische Reaktionen möglich: intensive UV-Strahlung meiden!

Kontraindikationen

Anwendung im Gesicht, im behaarten Kopfbereich und bei Kindern.

Ammoniumbituminosulfonat (Ichthyol®)

Die Schieferöldestillate Ichthyol® und dessen Analogsubstanz Natriumbituminosulfonat bestehen wie die Teere aus einem Substanzgemisch, enthalten aber deutlich weniger Inhaltsstoffe (ca. 120), von denen bislang keinerlei krebserregende Wirkung bekannt ist. Das Wirkspektrum gleicht mit juckreizstillenden, antiinflammatorischen, antibakteriellen Effekten dem der Teere. Ferner werden Schuppenbildung und Talgproduktion inhibiert. Ebenso wird eine Anlockung zu Granulozyten diskutiert, dies soll den Einsatz als »Zugsalbe« erklären. Entsprechende Fertigarzneimittel finden sich in Ichthosin® und Ichtholan®; eine rezepturmäßige Verwendung ist möglich. Die Anwendung erfolgt meist dreimal täglich. Der große Vorteil der Bituminosulfonate scheint in der besseren Verträglichkeit gegenüber den Teeren zu liegen, nachteilig ist das Fehlen von Studien zur Wirksamkeit (Werfel T et al. Leitlinie AMWF reg 013/027).

Weitere lokale Antipruriginosa

Capsaicin

Der Inhaltstoff der Chilifrüchte (Capsici fructus acer) greift an TRPV1-Kanälen an. Die Substanz besitzt einen dualen Wirkmechanismus. Initial erfolgt eine Stimulation der Freisetzung von Substanz P, welche Rötung, Prurigo und Schmerz auslöst. Danach aber kommt es zu einer Depletion und Hemmung der Neubildung von Substanz P, dies führt zur langfristigen Juckreiz- und Schmerzhemmung.

Doxepin

Das Antidepressivum weist auch H1- und H2-antihistaminische Wirkungen auf, und wird gerade deshalb in den USA (Zonalon™) topisch gegen Juckreiz eingesetzt. Eine rezepturmäßige Herstellung ist möglich.

Zinkoxid

Zinkoxid besitzt als Mineralgerbstoff adstringierende Wirkung. Aufgrund der antiseptischen, antiphlogistischen und kühlenden Eigenschaften wird Zinkoxid als Schüttelmixtur, in weichen oder harten Pasten eingesetzt. Die Auswahl erfolgt in Abhängigkeit von der Verlaufsform des atopischen Ekzems; valide Studien fehlen aber.

Menthol

Menthol wirkt über Kältereize antipruriginös.

Glycin

Die Aminosäure Glycin wird gerne in dermokosmetischen Produkten eingesetzt und soll die Histaminfreisetzung aus den Mastzellen inhibieren.

Allerdings muss angemerkt werden, dass die Datenlage für die weiteren Antipruriginosa meist unsicher ist (Werfel T et al. Leitlinie AMWF org 013/027).

Systemische Antipruriginosa

H1-Antihistaminika

Gerade beim akuten Ekzem, welches mit einem starken Juckreiz assoziiert ist, bieten Substanzen, welche die Histamin-1-Rezeptoren blockieren, eine hervorragende Option. Allerdings sind relativ wenige Studien speziell zu den älteren Vertretern durchgeführt worden (Werfel T et al. Leitlinie AMWF org 013/027).

Erste, zweite und dritte Generation

H1-Antihistaminika der ersten Generation gelten aufgrund ihrer unspezifischen Wirkung als sogenannte »dirty drugs«. Neben Antagonismus an H1-Rezeptoren werden auch M-Acetylcholinrezeptoren blockiert. Der resultierende anticholinerge Effekt ist für die parasympatholytischen Nebenwirkungen verantwortlich, bedingt aber auch die Einsatzmöglichkeit als Antiemetika (Angriff in der Area postrema). Ferner werden auch Serotonin-Rezeptoren inhibiert.

Der größte Unterschied zur zweiten und dritten Generation besteht natürlich in der sedativen Wirkung durch Passage der Bluthirnschranke. Ältere Vertreter wie Doxylamin und Diphenhydramin können so als Schlafmittel eingesetzt werden. Bei der Indikation Juckreiz nimmt man diese dämpfende Komponente zum Teil aber gerne in Kauf.

Der zweiten Generation soll (!?) dieser sedierende Effekt fehlen, da eine geringere Wirkstoffkonzentration im ZNS anzutreffen ist. Jedoch bestehen im Bezug darauf substanzspezifische Unterschiede (gering sedierend z.B. Loratadin, Fexofenadin) und nach Ansicht des Autors auch eine individuelle Ansprechrate. Die Selektivität am H1-Rezeptor zeigt sich bei der zweiten Generation deutlich erhöht, somit treten weniger parasympatholytische Nebenwirkungen auf. Außerdem besitzt diese Gruppe eine längere Wirkdauer, eine einmalige Applikation pro Tag (meist abends) ist daher die Regel.

Die drei Substanzen der dritten Generation, wie sie einige Autoren bezeichnen, umfassen Enantiomere (Cetirizin → Levocetirizin) und Metaboliten (Loratadin → Desloratadin, Terfenadin → Fexofenadin). Während die ersten beiden Beispiele häufig als »Me-toos« interpretiert werden, besitzt Fexofenadin, im Gegensatz zu Terfenadin, eine geringeres antiarrhytmisches Potential (Mutschler et al. 2010).

Eine Aufstellung der verschiedenen Klassen von H1-Antihistaminika, die systemisch verabreicht werden können, zeigt Tabelle 27 (modifiziert nach Mutschler et al. 2010).

Tab. 27: **Systemische H1-Antistaminika (Monopräpate)**

Arzneistoff	Fertigarzneimittel (Auswahl)	Applikationsform[1]
1. Generation		
Clemastin	Tavegil®	Tabl., Sir., Injektionslg.
Cyproheptadin	Peritol®	Tabl.
Dimetinden	Fenistil®	Tabl., Tr., Sir. Retardkaps., Injektionslsg., Gel
Hydroxyzin	Atarax® (Rp.!); AH 3 N® (Rp.!)	Tabl.
2. Generation		
Azelastin	Allergodil®	Tabl.
Bilastin	Bitosen® (Rp.!)	Tabl., Tr., Sir.
Cetirizin	Zyrtec® + Generika	Tabl., Tr., Saft , Btabl., Lutschtabl.
Ebastin	Ebastel® (Rp.!) + Generika (Rp.!)	Tabl.
Loratadin	Lorano® akut + Generika	Tabl.
Mizolastin	Mizollen® (Rp.!), Zolim® (Rp.!)	Tabl.
Rupatadin	Rupafin® (Rp.!), Urtimed® (Rp.!)	Tabl., Lsg.
Terfenadin	Terfenadin® Al (Rp.!)	Tabl.
3. Generation		
Desloratadin	Aerius® (Rp.!) + Generika (Rp.!)	Tabl., Schmelztabl., Lösung
Fexofenadin	Telfast® (Rp.!) + Generika (Rp.!)	Tabl., Tr., Saft , Btabl., Lutschtabl.
Levocetirizin	Xusal® (Rp.!) + Generika (Rp.!)	Tabl., Lösung, Saft

[1] Btabl.: Brausetabletten; Gel: Gel; Injektionslsg: Injektionslösung; Lsg: Lösung; Lutschtabl: Lutschtabletten; Schmelztabl: Schmelztabletten; Saft: Saft; Sir.: Sirup; Retardkaps: Retardkapseln; Tabl: Tabletten; Tr: Tropfen

Anwendung

Die Darreichungsform Gel wirkt zu stark austrocknend und wird deshalb bei Neurodermitis abgelehnt. In der Regel erfolgt die perorale Applikation; im schweren, akuten Schub ist die intravenöse Gabe indiziert (Clemastin, Dimetinden; Ring 2012). Zum Teil bringt die Anwendung von sedierenden Vertretern Vorteile.

Nebenwirkungen

– Sedierende Wirkung
– Anticholinerge Wirkung: Mundtrockenheit, Obstipation, Glaukomgefahr, Tachykardie, Miktionsstörungen, Akkommodationsstörungen; vor allem bei der ersten Generation

- Risiko für das Auftreten von Herzrhythmusstörungen vom Typ Torsade de Pointes; stark ausprägt vor allem bei Terfenadin
- Paradoxe Effekte bei Kindern

Interaktionen (Auswahl)

- Verstärkte sedierende Wirkung mit Alkohol, anderen zentral dämpfenden Arzneistoffen
- Verstärkte parasympatholytische Nebenwirkungen mit anderen anticholinergen Arzneistoffen (Neuroleptika, Antidepressiva, Parasympatholytika)
- Verstärktes Risiko für das Auftreten von Torsade de Pointes mit anderen Arzneistoffen, welche ebenfalls diese Effekte zeigen oder Enzyminhibitoren am CYP450 3A4.

Weitere systemische Antipruriginosa

In Anlehnung an die Asthmatherapie kann auch ein Einsatz von Mastzellstabilisatoren (Cromoglicinsäure oral) oder Leukotrienantagonisten (Montelukast) erwogen werden. Auch die dual wirksame Substanz Ketotifen (H1-Antihistaminikum und Mastzellstabilisator) kann versucht werden (Ring 2012). Für Opioid-Antagonisten (z.B. Naltrexon) fehlen valide Studien (Ring J, Alomar A, Bieber T et al. 2012).

Die Seele bei Neurodermitis

Nicht nur aus der starken Beteiligung von Nerven in der Entstehung und Übermittlung des Hauptsymptoms Juckreiz geht hervor, dass seelische Faktoren eine wesentliche Rolle im Verlauf der Neurodermitis spielen. Der aus Frankreich stammende und heute nur noch in deutsch-sprachigen Ländern verwendete Name »Neurodermitis« drückt diese enge Beziehung bereits aus.

Jeder Hautarzt oder Kinderarzt weiß, wie »schwierig« manchmal Neurodermitis-Patienten oder deren Eltern sein können. Daraus haben sich eine Fülle von Beobachtungen, Beschreibungen und ganzen Buchkapiteln ergeben, die zum Teil eine eigene »Neurodermitiker-Persönlichkeitsstruktur« beschreiben. Nach Meinung des Autors gibt es tatsächlich solche Fälle, aber auch sehr viele andere, sodass es sich möglicherweise ausschließlich um ein gängiges »Vorurteil« handelt. Deshalb ist die neuere psychosomatische Forschung von der Existenz einer »Neurodermitiker-Persönlichkeit« abgekommen. Insbesondere wird es klar, dass eventuelle abnorme Verhaltensweisen streng mit der Intensität der Krankheit korrelieren und sich bei Verbesserung der Hautsymptome entsprechend normalisieren, was gegen eine grundlegende Änderung der Persönlichkeitsstruktur spricht.

Die Frage bleibt: Wie können überhaupt psychische Faktoren Einfluss nehmen auf das Hautorgan oder auf Reaktionsmuster der allergischen Entzündung?

Aus den Untersuchungen zur Pathophysiologie der Juckempfindung wissen wir über enge Beziehungen zwischen Nerven und anderen Zellen im Hautorgan. Besonders interessant sind Untersuchungen der Gruppe um John Bienenstock in Canada, der direkte Interaktionen von Nervenzellen mit Mast-Zellen in der Kultur beschrieben hat und fand, dass nach elektrischer Stimulation einer Nervenzelle es über eine Art »Synapse« gelingt, Mastzellen zur Mediatorfreisetzung zu bringen. In Tierexperimenten untersuchte er das Phänomen der Anaphylaxie; Ratten wurden gegen Hühnereiweiß sensibilisiert und allergisch gemacht. Nach Gabe von Hühnerei entwickelten die Tiere die klassischen Symptome eines anaphylaktischen Schocks mit gesträubtem Fell, Zentralisation des Kreislaufes, Erniedrigung der Körpertemperatur und Atembeschwerden. Wenn gleichzeitig zu der Allergen-Gabe ein audio-visuelles Signal (z.B. Rock-Musik oder Blitzlicht) gegeben wurde, gelang es, die Ratten in einen Zustand zu bringen, in dem sie auf den alleinigen audio-visuellen Stimulus – ohne aktuelle Gabe von Allergen – anaphylaktisch reagierten. Der Pawlow-Reflex gilt also auch für die Allergie!

Solche Reaktionen lassen sich auch am Menschen beobachten: Die Betrachtung einer blühenden Wiese, der Gedanke an Allergene als Auslöser, ja schon die Frage nach dem Befinden, können bei stark allergischen Personen Symptome von Niesreiz, Atemnot oder Juckreiz auslösen.

Rolle des vegetativen Nervensystems

Früher war der Begriff »neurovegetativ« zur Beschreibung psychosomatisch beeinflussbarer Zustände üblich; er ist aus der Mode gekommen. Dennoch besteht kein Zweifel, dass neben der gestörten Hautbarriere und der veränderten Immunreaktivität bei Atopikern auch Veränderungen im vegetativen Nervensystem bestehen im Sinne einer »vegetativen Dysregulation«. Leider sind viele dieser Studien in Vergessenheit geraten.

Kurz zusammen gefasst lässt sich sagen, dass Neurodermitis-Patienten veränderte Reaktionsmuster auf Überträger des vegetativen Nervensystems aufweisen, nämlich im Sinne einer abgeschwächten Reaktion auf β-adrenerge Stimuli (von dem amerikanischen Pharmakologen Szentivanyi bei Asthma als »β-Blockade« beschrieben).

Gleichzeitig finden sich aber auch Phänomene einer verstärkten α-adrenergen und cholinergen Reaktivität. Man hat den Grund hierfür in einer veränderten Aktivität des Enzyms Phosphodiesterase (PDE) vermutet und daraus folgend in veränderten Reaktionsmustern zyklischen Nukleotid-Stoffwechsels der Zelle, die zu der bekannten veränderten Reaktionsbereitschaft mediatorsezernierender Zellen (verstärkter »Releasability«) beitragen.

Die veränderten vegetativen Reaktionsmuster beschränken sich nicht auf Haut- und Immunsystem, sondern lassen sich auch an ganz »nicht-immunologischen« Parametern, wie z.b. der Pupillen-Reaktion, der orthostatischen Kreislaufreaktion (schnelles Aufstehen aus der liegenden Position führt zu Blutdruckabfall) oder Schwitzen nachweisen.

Es gibt Hinweise, dass Neurodermitiker weniger oft an Hochdruck erkranken.

Möglicherweise findet hier auch der bekannte weiße Dermographismus als eines der häufigsten Stigmata durch eine abnorme Gefäßreaktion auf vegetative Stimuli seine Erklärung.

Die abgeschwächte β-adrenerge Reaktion kann dazu beitragen, allergische Phänomene zu verstärken. Es ist bekannt, dass β-Blocker Asthma verstärken können, aber auch Anaphylaxie; sie müssen deshalb bei entsprechenden Patienten entweder generell umgestellt oder zumindest vor Allergie-Testungen vorrübergehend abgesetzt werden.

Eltern-Kind-Beziehung bei Neurodermitis

Es ist wichtig, den Begriff »psychosomatisch« nicht nur einseitig betreffend die physischen Wirkungen auf organische Phänomene zu verstehen, sondern genauso den Einfluss einer bestehenden Erkrankung, insbesondere einer quälenden Hauterkrankung auf die Seele zu erfassen. Psychosomatisch heißt immer auch somatopsychisch!

Besonders auffällig werden die psychosomatischen Einflüsse bei der Betrachtung der Eltern-Kind-Situation, wenn ein Kind schwer von Neurodermitis betroffen ist.

Auch hier wimmelt es von Vorurteilen. Aus Untersuchungen der 50er Jahre des 20. Jahrhunderts meinte man, dass Mütter von Säuglingen mit atopischem Ekzem eine unbewusste Feindseligkeit gegen das Kind verspürten, was dann zu möglicherweise emotionalen Entwicklungsstörungen führen könnte. Die entzündlichen Hauterscheinungen beim Baby wurden als Folge eines gestörten »emotionalen Dialogs« zwischen Mutter und Kind betrachtet.

Erfreulicherweise haben Untersuchungen der letzten Jahrzehnte mit modernen Methoden diese Befunde und Hypothesen nicht unterstützt. Der gesunde Menschenverstand und ärztliche Beobachtungen zeigen ganz klar, wie diese Mütter unter der Hautkrankheit des Kindes mitleiden. Natürlich entstehen daraus manchmal auch Probleme.

Auch die Kinder mit Neurodermitis wurden als psychologisch abnorm beschrieben, insbesondere als weniger extrovertiert und mehr neurotisch. Von manchen Autoren wurde Neurodermitis als Teil eines Aufmerksamkeits-Defizit-Hyperaktivitäts-Syndroms (ADHS) gesehen (dazu siehe unten).

Wir haben deshalb in eigenen ausgedehnten Untersuchungen mithilfe von psychodiagnostischen Test und strukturierten Interviews Persönlichkeitsmerkmale von Kindern mit Neurodermitis und deren Eltern untersucht und fanden keinerlei Unterschiede in der psychischen Befindlichkeit der Kinder, wenn wir diese mit anderen hautkranken Kindern, die ebenfalls einer stationären Behandlung bedurften, verglichen.

Auch im Test des Freiburger Persönlichkeits-Inventars (FPI) waren keine signifikanten Unterschiede zwischen Neurodermitis-Müttern und Müttern von anderen hautkranken Kindern erfassbar; lediglich eine leichte Tendenz zu einer etwas weniger »spontanen«, »beherrschten« und »weniger emotionalen« Interaktion war zu finden. Die Väter der Neurodermitis-Kinder unterschieden sich nicht signifikant von Kontroll-Vätern; hier zeigte sich lediglich ein Trend zu »größerer Reizbarkeit«, was bei Betrachtung der Gesamtsituation keine pathologische Bedeutung besitzt.

Schon lange war bekannt, dass es Mütter von Ekzem-kranken Kindern schwieriger mit der Erziehung des Nachwuchses haben, als Mütter gesunder Kinder. Schließlich sind Neurodermitiker – nach Meinung verschiedener Autoren – intelligenter als andere Kinder. Ich sage dazu meinen kleinen Patienten: »Das sagen wir aber nicht weiter!«, und den Eltern, dass diese Arbeiten von Forschern kommen, die selbst Allergiker waren. Neurodermitis-Kinder setzen ihre Krankheit manchmal ganz bewusst auch als »Waffe« gegen erzieherische Impulse der Eltern ein. Das macht das Ganze sicherlich nicht einfacher. Wenn die Mutter will, dass das Kind zu kratzen aufhört und das Kind aus Protest kratzt, muss die Situation bewältigt werden. Dieses ist auch Teil unseres Schulungsprogramms. Es macht keinen Sinn, dann dem Kind immer nachzugeben, um Konflikte zu vermeiden; so wird letzten Endes das Kratzverhalten belohnt.

Auch zum Erziehungsstil gibt es psychodiagnostische Testinstrumente, die wir bei einer größeren Gruppe von Familien mit Neurodermitis-Kindern einsetzen. Dabei sind die »Erziehungstafeln nach Stang« sehr geeignet, den Eindruck des Erziehungsstils zu evaluieren, den dieser bei den Kindern hinterlässt, unabhängig von der realen Situation. Dabei fanden wir, dass Kinder mit Neurodermitis das Merkmal »Strenge« bei der Mutter stärker ausgeprägt fanden als hautkranke Kontrollkinder. Der Erziehungsstil der Väter wurde ähnlich beurteilt. Wenn man die Kriterien im Einzelnen beleuchtet, sieht man, dass Allergiemerkmale aus der Sicht der Neurodermitiker-Kinder bei ihren Müttern häufiger waren, welche z.B. »erwachsenes Verhalten« belohnten, während die »affektive Wärme« oder »Mitfreude« eher schwächer gefühlt wurde. Das sind wie gesagt Eindrücke aus der Sicht des Kindes, die nicht mit der realen Erziehungssituation übereinstimmen müssen. Es ist deshalb ganz wichtig, bei diesen Gesprächen oder Untersuchungen niemals »Schuldzuweisungen« vorzunehmen. Eltern von Neurodermitis-Kindern leiden mit, wollen nur das Beste und – machen dadurch gerade etwas falsch. Hier trifft der berühmte Satz von Gottfried Benn zu »das Gegenteil von Kunst ist gut gemeint«.

Wenn wir die Kinder die Familiensituation zeichnen ließen – man kann das als Familie im Tier oder einfach als Gruppe von Menschen tun – war bei den Bildern der Kinder mit atopischem Ekzem die normalerweise »freundliche Atmosphäre« von Figuren im Kreis, die miteinander in Beziehung treten, eher seltener als bei Kontrollkindern (Abb. 27).

Auch wurden manchmal eher ungewöhnliche oder möglicherweise »böse« Tiere für die Darstellung der Mutter gewählt (Schlange oder Krokodil, was aber beim Kind nichts bedeutet).

Auffällig war bei all diesen Zeichnungen, dass das Größenverhältnis, in dem die Neurodermitis-Kinder Vater und Mutter zeichneten – ganz egal in welcher Gestalt – immer einen wesentlich kleineren Vater zeigte. Wenn wir das statistisch und arithmetisch auswerteten, ergab sich für Neurodermitis-Kinder ein Vater/Mutter-Größenverhältnis

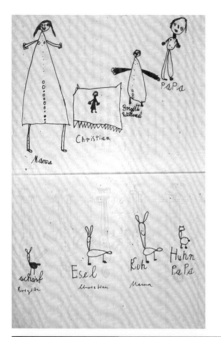

von 0,7:1, während die hautkranken Kontrollkinder auf der gleichen Station Vater und Mutter im Größenverhältnis 1,1:1 zeichneten, was in etwa den physikalischen Messwerten entsprach (Abb. 28).

Diese Dinge lesen sich so trocken, sind aber im Alltagsleben so wichtig. Neurodermitis eines Kindes kann eine Familie zerstören. Wenn das Kind die ganze Nacht kratzend wach liegt und die Bettwäsche am Morgen Blut-getränkt ist, kommt Verzweiflung auf. Die Mutter fühlt sich ohnmächtig, der Vater geht ins Wirtshaus. Die Mutter versucht ihr Kind beim Eincremen

Abb. 27 Kinderzeichnung eines kleinen Mädchens mit Neurodermitis, wobei die Familie in wenig kontaktfreudiger Weise dargestellt ist (aus Ring 2012)

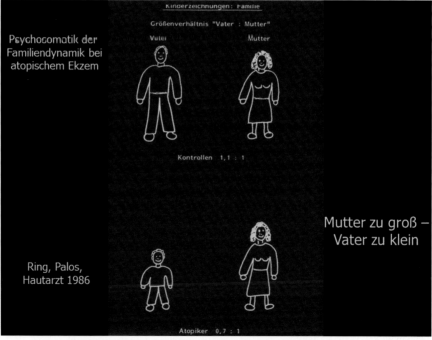

Abb. 28 Größenverhältnis Vater/Mutter in Zeichnungen von Kindern mit Neurodermitis im Vergleich zu anderen ebenfalls schwer hautkranken Kindern (aus Ring, Palos 1986)

still zu halten und übt erneut elterlichen Zwang aus, der beim Kind die durch den Juckreiz schon entstehenden Wutgefühle noch verstärkt.

Was kann man tun?

Anfang der 90er Jahre habe ich mit meinem Kollegen Prof. Schröpl aus Wiesbaden zu dieser Situation ein Hörbild verfasst, das wir insbesondere den Hautärzten bei unseren ersten Schulungen vorspielten und das die Situation plastisch darstellt.

• Die Mutter betritt mit der 10-jährigen Claudia das Sprechzimmer, der Vater kommt hinterher und fragt, »Darf ich eintreten?« und zieht sich dann ins Eck oder auf das Finanzielle (»Wir können das auch privat bezahlen«) zurück. Wenn ich die Anamnese erhebe, und die Tochter Claudia als Patientin frage, antwortet sofort die Mutter ungefähr in der Weise: »Claudia, seit wann hast Du das?« Die Mutter »das haben wir seit Geburt«, »Claudia, was stört Dich am meisten?« Die Mutter »das Schlimmste ist der Juckreiz«, so kann man das eine Weile fortführen, bis ich mich der Mutter zuwende und sage »Gnädige Frau, bemerken Sie eigentlich gar nicht, dass ich nicht mit Ihnen rede?« Die Mutter wird rot, Claudia grinst, und oft ist das Eis fürs Erste gebrochen. Ich weiß, dass ich damit die Mutter geschockt habe, dass ich viel Zeit brauchen werde, um diese »Attacke« wieder gutzumachen; aber es lohnt sich. Nicht wenige Mütter sagen mir – oft erst Monate später – »das war aber schon hart, Herr Professor, damals – aber Sie haben ja so recht: Es ist ja nicht meine Haut, sondern die von meiner Tochter!«

Grob vereinfacht – als Ergebnis langer Gespräche – mache ich den Eltern dann die Möglichkeiten elterlicher Zuwendung klar, die für alle Menschen gelten, aber besonders bei Neurodermitis in der Familie wichtig sind (Tab. 28).

Wenn es an die Therapie geht, und das Kind noch einige Restareale von abklingenden Ekzemen hat, die aber nicht mehr jucken und das Kind eigentlich nicht mehr stören, sage ich oft der Mutter »Ihr Kind ist kein Spülbecken, das man blank putzen muss. Sie müssen nur das behandeln, was stört«.

Tab. 28: **Spielarten elterlicher Zuwendung und Erziehung in der Familiensituation bei Kindern mit Neurodermitis (Ring 2012)**

Verkrampfung	nein	Sorge	ja
Zwanghaftigkeit	nein	Konsequenz	ja
Dominanz	nein	Stärke	ja
Überforderung	nein	Anregung	ja
Gleichgültigkeit	nein	Loslassen	ja
Ehrgeiz	nein	Liebe	ja

Stress und Neurodermitis

Stress ist heute in aller Munde. Es scheint, dass dieses Phänomen in der Evolution unserer westlichen Gesellschaft zunimmt. Wenn einer zugibt, keinen »Stress« zu haben, gilt er vielfach als faul.

Da hilft es zur Illustrierung, die Geschichte von der Geburt des Begriffes »Stress« zu erzählen: Der ungarische Medizinstudent Hans Selye musste im Rahmen einer großen Vorstellung in Canada einen Patienten vorstellen. Auf die Frage des Professors »Was fällt ihnen bei dem Patienten auf«, stockte er zunächst und sagte dann »er sieht krank aus«, was mit allgemeinem Gelächter quittiert wurde.

Dieses so offensichtliche »krank aussehen« wollte Selye dann näher beschreiben und kam dabei zu dem neuen Begriff »Stress«; er meinte damals eine »unspezifische Antwort des Körpers auf irgendwelche Herausforderungen«.

Zunächst hat man Stress nur biologisch gesehen, auch aus der Evolution, wenn der Löwe die Antilope angreift etc., im Laufe der Zeit fand der Begriff aber zunehmend Verbreitung im psychischen Bereich.

In einer Zusammenfassung in Anlehnung an verschiedene Autoren (von Eiff, Young u.a.) definieren wir
* Stress als »primär unspezifische psycho-biologische Reaktion auf eine Bedrohung für das individuelle physiko-chemische oder psychische Empfinden« (zitiert bei Ring 2012).

Wenn jemand von »Stress-Reaktion« spricht, ist das eine direkte Verdoppelung, da der zweite Begriff bereits im ersten enthalten ist. Auslösefaktoren von Stress werden als »Stressoren« bezeichnet und können ganz unterschiedlicher Natur sein (Tab. 29).

Nach dem zeitlichen Verlauf kann man zwischen akutem und chronischem Stress unterscheiden. Besonders letzterer ist häufig bei psycho-somatischen Folgezuständen beteiligt und kann zu Angst, Beeinträchtigung des Selbstwertgefühls, Nachlassen der Aktivität, aber auch zu vegetativen Phänomenen wie Blutdruckabfall oder Hyperventilation führen.

Stress ist auch psycho-soziales Phänomen und unterliegt Schwankungen je nach den Gegebenheiten einer Gesellschaft. Der berühmte russische Schriftsteller Alexander Solschenizyn hat einmal die Profitgier der westlichen Gesellschaft kritisiert, die eindeutig kulturell sanktioniert sei und die über das übermäßige Konkurrenzdenken zu persönlicher Isolation und zu einer stärkeren nur egoistischen Anstrengung in einen Teufelskreis von Stress führe (zitiert bei Ring 2012).

Tab. 29:   **Verschiedene Arten von Stressoren**

Physikalisch, Trauma

- Schmerz
- Erschöpfung
- Hitze
- Kälte
- Lärm

Chemisch

- Umweltschadstoffe

Biologisch

- Ernährung
- Infektion
- Allergie

Psycho-sozial, Lebensereignisse

- Trauer
- Angst
- Depression
- Emotionale Erregung
- Mentale Belastung

Ganz anders sind Stress-Episoden bei Katastrophen. Hier wurde in Japan nach dem großen Erdbeben in Kobe (Hanshin) von 1995 eine Studie durchgeführt, welche fand, dass 38 % der Neurodermitis-Patienten eine deutliche Verschlechterung ihres Ekzems erlebten, während es bei Patienten mit atopischem Ekzem an einem anderen Ort ohne Erdbeben zur gleichen Zeit bei nur 7 % zu einer Verschlechterung kam. Gleichzeitig erlebten aber 9 % der Patienten aus der Erdbebenregion auch eine deutliche Besserung.

Wenn wir einen Schub, d.h. eine akute Verschlechterung des Krankheitsbildes vo-raussagen wollen, hat sich subjektiver Stress als guter Prädiktor erwiesen. Jedem Arzt ist es aus dem Alltag bekannt, dass psychischer Stress einen Ekzemschub auslösen oder die Neurodermitis verschlechtern kann. Dabei kann es mentaler Stress sein (starke intellektuelle Beanspruchung, im Modell etwa ganz schnell von eintausend rückwärts zählen) oder emotionaler Stress, der nach meiner Meinung hier noch eine größere Rolle spielt. In psycho-physiologischen Untersuchungen hat sich gezeigt, dass Patienten mit Neurodermitis wesentlich stärker vegetativ (z.B. Herzfrequenz, Hautwiderstand) auf emotionalen Stress reagieren als eine Kontrollgruppe.

Es ist also klar, dass Seele und Körper einander beeinflussen und dass diese Interaktion besonders bei Hautkrankheiten und ganz besonders bei Neurodermitis eine Rolle spielt. Am wichtigsten sind diese Einflüsse in der Auslösung und Unterhaltung von akuten Krankheitsschüben. Es bleibt dahingestellt, ob psychische Einflüsse kausal in der Entstehung des atopischen Ekzems eine Rolle spielen können (s.o.). Die psychischen Einflüsse schlagen sich ganz klar im Alltag einer Neurodermitis-Familie nieder. Dabei darf nie vergessen werden, dass es offen ist, ob abnorme Befunde »ursächlich« oder nur »Folge« der Krankheit sind. Man muss sie aber ernst nehmen und in das gesamte Behandlungskonzept, das »Patienten-Management«, mit einbeziehen.

Rolle von Allergien bei Neurodermitis

In den letzten einhundert Jahren haben – wie schon in der Namengebung angedeutet – unterschiedliche Konzepte versucht, die Krankheit zu erklären; dabei ging es in einer Art Wellenbewegung auf und ab zwischen Hypothesen, die die Rolle der Allergie ganz stark betonten, und solchen, in denen ganz andere Faktoren, nämlich die trockene Haut, die seelische Konstitution, das vegetative Nervensystem im Vordergrund gesehen wurden. In den letzten Jahrzehnten hat man zunehmend erkannt, dass Allergien eine Rolle spielen können, aber nicht bei jedem Patienten und nicht zu jeder Zeit. Durch die neuen Erkenntnisse zur Störung der Barrierefunktion – z.B. Filaggrin – wird zurzeit wieder die abnorme Reaktivität der epithelialen Barriere stärker betont. Tab. 30 gibt Definitionen wichtiger Begriffe aus der Allergologie.

Wozu brauchen wir diese Debatte? Man kann doch einfach die Allergie testen.

Das hat man getan und gefunden, dass fast 90 % der Neurodermitiker positive Hauttestreaktionen vom Sofort-Typ haben (Prick-Test, Intrakutan-Test), welche gegen eine Fülle von Allergenen aus der Umwelt gerichtet sind. Diese Beobachtungen gaben ja Anlass zur Schaffung des Begriffs »Atopie« und zur Einordnung der Neurodermitis unter die atopischen Erkrankungen zusammen mit Asthma und Rhinokonjunktivitis (Heuschnupfen). Man kann auch die Immunglobulin E-Antikörper gegen Umweltallergene im Blut messen als spezifisches IgE, z.B. mit dem Radio-Allergo-Sorbent-Test (RAST) oder moderneren immunologischen Verfahren.

Leider zeigt eine positive Hauttestung oder ein positiver in vitro-Befund im Bluttest nur die Sensibilisierung an. Er sagt jedoch nicht, ob dieses Allergen tatsächlich für den Betroffenen einen krankheitsrelevanten Charakter hat, d.h., ob Kontakt mit dem Allergen die Haut verschlechtert. Deshalb haben viele Autoren positive Prick- und Intrakutan-Tests lediglich als »Epi-Phänomen« gesehen, weil die Patienten gleichzeitig an Heuschnupfen oder Asthma litten. Für die Haut selber sollten diese Reaktionen keine Bedeutung haben.

Ganz besonders wichtig ist dies auf dem Gebiet der Nahrungsmittelallergie, wo wir häufig Muster von Reaktionen sehen, die gegen fast alle Nahrungsmittel gerichtet sind. Manche Kinder erhalten deshalb »furchtbare« einschränkende Diäten, ohne dass dies wahrscheinlich nötig wäre.

Wie kann man nun die Relevanz von IgE-Sensibilisierungen für das Hautorgan erkennen?

Tab. 30: **Definition allergologisch wichtiger Begriffe**

Allergie

- Spezifische Änderung der Immunitätslage im Sinne einer krank machenden Überempfindlichkeit

Anaphylaxie

- Maximalvariante einer akuten allergischen Sofortreaktion mit potentiell lebensbedrohlichem Charakter

Atopie

- Familiär auftretende Neigung zur Entwicklung bestimmter Krankheiten (Asthma bronchiale, nicht infektiöse Rhinokonjunktivitis, Neurodermitis) auf dem Boden einer Überempfindlichkeit von Haut und Schleimhäuten gegen Umweltstoffe, verbunden mit vermehrter IgE-Produktion und/oder veränderter unspezifischer Reaktivität bzw. epithelialer Barrierefunktion

Empfindlichkeit

- Normale Reizbeantwortung

Überempfindlichkeit

- Eine, das normale Maß übersteigende Reizbeantwortung

Idiosynkrasie

- Nicht-immunologische Überempfindlichkeit mit Symptomen, die nicht der pharmakologischen Toxizität entsprechen

Intoleranz

- Überempfindlichkeit mit Symptomen im Sinne der pharmakologisch-toxikologischen Effekte

Intoxikation

- Reaktion auf die normale pharmakologische Toxizität (Giftigkeit) einer Substanz

Pseudo-Allergie

- Nicht-immunologische Überempfindlichkeiten mit klinischen Symptomen, die allergischen Erkrankungen ähneln

Sensibilisierung

- Verstärkung der Empfindlichkeit nach wiederholtem Kontakt

Toxizität

- Normale Giftigkeit einer Substanz

Ende der 70er Jahre haben verschiedene Arbeitsgruppen begonnen, hierfür ein Testverfahren zu entwickeln. Die klinische Beobachtung, dass manche Patienten nach Kontakt mit luftgetragenen Allergenen, z.B. Staub, Pollen, Schimmelpilzen oder Tierhaaren), eindeutige Ekzemschübe entwickelten, war ja der fassbare Beweis dafür, dass Allergene eine Rolle spielten. Der Prick-Test und der normale Intrakutan-Test waren offenbar nicht geeignet, diese Relevanz anzuzeigen. Eine Zeit lang versuchte man, sie über die Beobachtung der sogenannten verzögerten Phase-Reaktion, die nicht nach 20–30 Minuten auftritt und schnell wieder abklingt, sondern sich über Stunden bis einen Tag lang als große Schwellung darstellt, zu erklären. Aber auch hier fehlte das passende morphologische Korrelat, d.h., eine solche Reaktion war ohne epidermale Beteiligung eine einfache Schwellung. Charakteristisch für Neurodermitis ist aber die Mitbetroffenheit der Oberhaut in Form von Schuppung, Erosion, Bläschen und Krusten. Deshalb wurde dann versucht, die Allergene von außen auf die Hautoberfläche zu bringen, wie man das bei dem klassischen Pflastertest »Epikutantest« mit kleinen Chemikalien schon seit 1895 tut, als Josef Jadassohn in Bern, später in Breslau, diese Test-Reaktion als Erster entdeckte und den »Läppchen-Test« erfand.

Um eine lange Geschichte kurz zu machen – in unserer Arbeitsgruppe beinhaltete dies fünf erfolglose Doktorarbeiten – endlich gelang es durch Auswahl des richtigen Vehikels und der richtigen Testkammern, mit denen die Allergene auf die Rückenhaut gebracht wurden, und sonstigen Testmodalitäten, den sogenannten »Atopie-Patch-Test« (APT) zu entwickeln. Darunter versteht man die Applikation von IgE-induzierenden Allergenen (meist Proteinen) auf die unbefallene und unvorbehandelte Haut und die Ablesung der Test-Reaktion nach 24–72 Stunden. Mit entsprechenden Kontrollen zum Ausschluss von Irritationen ließ sich schließlich eindeutig eine dosisabhängige Reaktivität messen, die auch bei vielen Patienten mit der klinischen Vorgeschichte (z.B. Ekzemschub im Sommer bei Pollen-Allergie) korrelierte (Abb. 29).

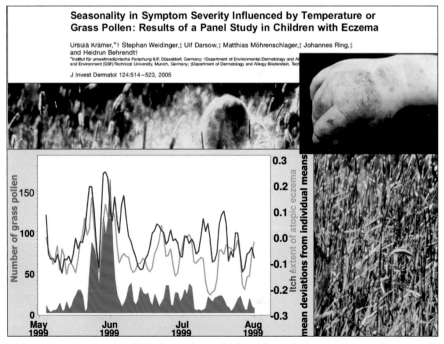

Abb. 29 Neurodermitis-Schübe während Graspollenflug bei sensibilisierten Kindern in einer Fall-Kontroll-Studie in Augsburg (nach Krämer et al., zitiert bei Ring 2012).

Im Vergleich der verschiedenen Methoden Haut-Prick-Test, Bluttest (RAST) und Atopie-Patch-Test zeigte sich eine geringere Sensitivität des APT als bei Prick-Test oder IgE-Bestimmung. Dafür aber war die Spezität mit 80–90 % höher als bei allen anderen Verfahren. Dies besagt, dass es mit dem Atopie-Patch-Test gelingt, die klinische Relevanz einer IgE-vermittelten Sensibilisierung für das Hautorgan und für die Entstehung oder Unterhaltung einer Neurodermitis zu beweisen.

Interessant ist auch bei Betrachtung der Konkordanz der verschiedenen Test-Ergebnisse, dass es tatsächlich Patienten gab, bei denen Prick-Test und spezifisches IgE im Serum negativ waren, obwohl der Atopie-Patch-Test eindeutig positiv war. Diese Patienten wären vorher als »intrinsisch« – Allergie spielt keine Rolle – eingeordnet worden.

Es sei nicht verschwiegen, dass der Atopie-Patch-Test – obschon an vielen Kliniken in der Routine eingesetzt – immer noch kein gängiges Verfahren ist, weil die Herstellung der Allergen-Präparationen teuer ist und Schwierigkeiten macht, sodass sich wenige Firmen finden, die derartige Präparate liefern. Das hat auch mit den verstärkten Regulationspflichten zu tun. Die Zulassung eines Produktes zur Diagnostik ist fast so schwierig wie die Zulassung eines neuen Arzneimittels. Mit dem Atopie-Patch-Test kann man jedoch keine Millionen verdienen. Deshalb ist vielerorts der örtliche Apotheker gefragt, der dann die lyophilisierten Allergene von den Extrakt-herstellenden Firmen mit Vaselin in eine geeignete Emulsion bringt, damit sie auf der Haut der Patienten getestet werden kann. Wir verwenden dazu als Emulgator geringe Konzentrationen von Cetylpyridiniumchlorid, auf das es außerordentlich selten Allergien gibt, die dann natürlich ausgeschlossen werden müssen.

Welche Rolle spielt der klassische Epikutan-Test?

Früher gab es ganz klare Unterschiede zwischen entweder atopischem Ekzem oder allergischem Kontaktekzem. Aufgrund der geringen Immunstörung im Hautorgan (s.o.) war man sogar der Meinung, dass Neurodermitiker seltener an Kontakt-Allergien litten als die Normalbevölkerung. Tatsächlich gab es Untersuchungen, wonach sich Neurodermitiker schlechter gegen Kontakt-Allergene sensibilisieren lassen als Normalpersonen. In einer großen Untersuchung und Auswertung von 12.000 Epikutan-Testen haben wir jedoch gefunden, dass die Häufigkeit positiver Epikutan-Testreaktionen gegen klassische Kontakt-Allergene (z.B. Nickel, Duftstoffe, Konservierungsstoffe, Berufsstoffe) bei Neurodermitikern mit 40 % genauso hoch ist wie bei anderen Ekzempatienten, die einen Hautarzt aufsuchen.

Es macht deshalb Sinn, auch bei Neurodermitis nach Kontakt-Allergien zu suchen, auch bei Kindern – was lange umstritten war – und insbesondere auch Allergene zu testen, die bei Befall bestimmter Regionen von Bedeutung sein können, wie z.B. Allergene aus Schuhmaterialien bei hartnäckigem Fuß-Ekzem.

An dieser Stelle sollte man erwähnen, dass es auch Allergien gegen Kortison gibt, was viele nicht für möglich halten. Diese sind besonders schwer zu diagnostizieren, weil das Kortison selbstverständlich durch seine pharmakologische Wirkung entzündungshemmend wirkt, während es gleichzeitig als »Allergen« eine allergische Kontaktdermatitis unterhält. Deshalb testen wir bei chronischen Ekzemen und schwer zu behandelnden oder nicht auf die Therapie ansprechenden Neurodermitis-Patienten auch Kortikoid-Externa. Dies gilt – cum grano salis – übrigens auch für die topische Applikation von Glukokortikosteroiden an den Atemwegen, auch hier gibt es Allergien, z.B. gegen Budesonid, die oft lange nicht erkannt werden, weil man meint, dass das Asthma nicht auf die Behandlung anspricht (Tab. 31).

Tab. 31: **Aussagekraft verschiedener Allergie-Test-Verfahren bei Neurodermitis im Bezug auf die Bedeutung für die aktuelle ekzematöse Entzündung der Haut** (aus Darsow et al. 1999)

Test	Sensitivität (%)	Spezifität (%)
Gräserpollen (n = 79)	100	33
Haut-Prick-Test	92	33
Spezifisches IgE	75	88
Atopie-Patch-Test		
Europäische Multicenter Studie (n = 314)		
Haut-Prick-Test	68–80	50–71
Spezifisches IgE	72–84	52–69
Atopie-Patch-Test	14–45	64–91
Deutsche Multicenter Studie (n = 253)		
Haut-Prick-Test	69–82	44–53
Spezifisches IgE	65–94	42–64
Atopie-Patch-Test	42–56	69–92

Im Folgenden soll noch kurz auf einige wichtige Allergen-Gruppen eingegangen werden.

Aero-Allergene

Die häufigsten Allergene aus der Luft sind im Frühjahr und Sommer die Pollen, sogenannte saisonale Allergene, welche in unseren Breiten mit den Baum-Pollen von Hasel, Erle und Birke beginnen, dann die unterschiedlichsten Gräser-Pollen umfassen und schließlich in den Herbst hinein als Kräuter-Pollen belasten. Die neue Allergen-tragende Pflanze Ambrosia artemisiifolia (Traubenkreuzkraut, Ragweed) ist mittlerweile in Europa und auch in Bayern und in Deutschland auf dem Vormarsch. Deren Pollen sind oft noch bis Oktober/November in der Luft. Man neigt dazu, den Begriff»saisonal« deshalb langsam aufzugeben. Die letzten Kräuter-Pollen gibt es noch bis Dezember, die ersten Hasel-Pollen im Januar. Das hat auch mit dem Klimawandel zu tun: In den letzten dreißig Jahren ist die Pollenflugzeit von windbestäubten Pflanzen in der nördlichen Hemisspäre erheblich länger geworden, um 10–14 Tage, mit einem früheren Beginn und einem späteren Ende, zusammen mit einer auch erhöhten Pollination, d.h. vereinzelt erhöhten Pollen-Konzentrationen in der Außenluft. Die Bestimmung der Pollen-Konzentration, noch wichtiger die Bestimmung der Pollen-Allergene, ist deshalb nicht nur für Heuschnupfen-Patienten wichtig, sondern auch für Neurodermitiker. Die Deutsche Stiftung Polleninformationsdienst (PID) führt ehrenamtlich an 37 Stellen in Deutschland diese Messungen durch, die dann zusammen mit den Phänologen (Blüh-Beobachter) und den Meteorologen vom Deutschen Wetterdienst zu einer Pollenflug-Vorhersage verarbeitet werden. Diese ist zwischenzeitlich schon im Internet als »App« erhältlich und zusammen mit einem »Pollen-Tagebuch« von großer Hilfe für viele Betroffene, um die Intensität der Beschwerden mit unterschiedlichen Pollenbelastungen zu korrelieren.

Was kann man tun, um Pollen-Kontakt zu vermeiden?

Unter normalen Bedingungen kann man in Mitteleuropa dem Pollenflug nicht ausweichen. Das Schließen der Fenster macht den Innenraum nicht Pollen-frei; dazu ist eine Klimaanlage mit entsprechenden Filtern notwendig. Handelt es sich um sehr spezifische Pollen-Allergie mit kurzer Flugzeit, können manche Patienten durch Urlaubsreisen in andere Länder der Belastung ausweichen. Im Hochgebirge ist der Pollenflug etwas geringer, aber immer noch vorhanden. Wir wissen auch von dem Pollenferntransport über hunderte bis über tausende Kilometer (s.o.).

Praktische Empfehlungen für entsprechende Patienten haben wir in einem Merkblatt zusammen gefasst (Tab. 32).

Im Innenraum sind Hausstaubmilben das wichtigste Allergen für Neurodermitiker. Früher hat man von Hausstaubmilben-Allergie gesprochen, ohne genau zu wissen, was in diesem undefinierten Gemisch von aus der Luft sedimentierten Partikeln enthalten ist. Die kleinen Begleiter des Menschen wurden erst 1964 im Hausstaub entdeckt von einer niederländischen Arbeitsgruppe (Voorhorst und Spieksma). Dabei sind unter den 30.000 Milbenspezies besonders die Familien der Pyroglyphidae wichtig und darunter besonders die Hausstaubmilben Dermatophagoides pteronyssinus und Dermatophagoides farinae (der geflügelte Hautfresser oder der Mehlfresser). Diese Milben sind auf der ganzen Welt verbreitet, finden sich aber nicht in großen Höhen, z.B. Davos.

Tab. 32: Verminderung von aerogener Pollenbelastung bei Patienten mit atopischem Ekzem (Neurodermitis)

- Vermeidung des Aufenthaltes im Freien zu Spitzenbelastungszeiten des Pollenfluges (Polleninformationsdienst: Radio/ Zeitung). Bei kühler Witterung oder länger dauerndem Regen ist der Pollenflug deutlich geringer.

- Tageszeitliche Belastungsspitzen (gilt nur in ländlicher Umgebung): früher Morgen und abends. Während dieser Zeit sollten Fenster möglichst geschlossen bleiben. Der optimale Zeitpunkt zum Lüften der Zimmer ist von 0–4 Uhr morgens.

- Ein Öffnen des Fensters ist bei Anbringung von Pollenschutzfolien (sehr teuer!) möglich.

- An Tagen mit Aufenthalt im Freien abends kurz duschen (inkl. Haarwäsche), anschließend konsequente Hautpflege. Die Kleidung sollte vorher möglichst nicht im Schlafzimmer abgelegt werden, da auf diesem Wege der größte Teil der Pollen in das Zimmer gelangt. Unbedingt versuchen, das Schlafzimmer kühl und staubarm zu halten.

- Regelmäßiges Staubsaugen mit einem Staubsauger mit Feinstaubfilter und das feuchte Wischen von Oberflächen im Wohnbereich während der Pollensaison ist wichtig, wobei diese Tätigkeit nicht vom Betroffenen selbst durchgeführt werden sollte.

- Auch die Anwendung von Hautschutzpräparaten, die vor dem Verlassen der Wohnung auf alle nicht von Kleidung bedeckten Körperareale aufgetragen werden, ist sinnvoll.

- Textilien nicht im Freien trocknen.

- Auch Haustiere tragen erhebliche Mengen von Pollen in die Wohnung.

- PKW-Benutzung: Nach längeren Standzeiten können im Lüftungssystem Pollen abgelagert sein, die beim Einschalten der Ventilation freigesetzt werden. Einbau eines Pollenfilters in das Lüftungssystem ist bei den meisten Fahrzeugen möglich.

- Wenn möglich, bei der Urlaubsplanung die Pollenflugsaison berücksichtigen. Durch geeignete Wahl des Urlaubszeitpunktes und -ortes ist vorübergehend eine vollständige Meidung des Allergens möglich.

Durch Akarizide kann man die Milben nicht völlig ausrotten. Sie haben ein kompliziertes Ökosystem und sind Begleiter des Menschen. Deshalb gibt es zur Verringerung der Milbenbelastung waschbare Matratzenumhüllungen (encasings) auch für Bettzeug. Um eine Wohnung »milbenarm« zu machen, erfordert es eine Reihe von Maßnahmen, die in entsprechenden Broschüren und Büchern nachzulesen sind (Ring 2012).

Auch die Anwendung von Schlauchverbänden bei schwerer Neurodermitis über Nacht stellt eine Art Milbenschutz dar. Es gibt auch Milben-dichte Schlafanzüge (»Neurodermitis-Overalls«).

Tierhaare

Ob Tiere eine Neurodermitis verschlechtern ist vielen Patienten sehr schnell aus eigener Erfahrung bekannt. Es wird aber auch manchmal verdrängt. Wenn es um Karenzempfehlungen in Bezug auf Haustiere geht, muss man streng unterscheiden, ob dies zur Prävention, d.h. zur Verhinderung einer allergischen Erkrankung bei Risikofamilien, zur primären Prävention oder zur tatsächlichen individuellen Behandlung von bereits betroffenen und allergischen Patienten getan werden soll.

Wenn Patienten auf Tierhaare allergisch sind und Symptomverschlechterungen erleiden, hilft derzeit nur wenig. Die Entfernung des Tieres wird empfohlen. Bei Katzen dauert es aber immer noch Monate, bis wirklich das Katzen-Allergen aus den Räumen verschwunden ist.

Neue Hoffnung besteht durch ein neues Verfahren der Allergen-spezifischen Immuntherapie (ASIT) mit Peptiden, wo auch versucht wird, gegen Katzenhaare erfolgreich zu hyposensibilisieren.

Nahrungsmittel

Die Ernährung eines Neurodermitis-Kindes ist für viele Familien ein großes Problem. In Illustrierten und von der Nachbarin erhalten die Mütter monatlich neue Diätvorschläge. Dabei ist festzuhalten:

• Es gibt keine »pauschal antiallergische« Diät, die generell für alle Neurodermitiker empfohlen werden könnte (Behr-Völtzer et al. 2008, Reese und Werfel 2006).

Deshalb ist die Beurteilung der klinischen Relevanz einer Sensibilisierung, gerade auf dem Gebiet der Nahrungsmittelallergie so wichtig. Die Empfehlung einer Diät stellt einen schweren Eingriff in das Leben eines Menschen dar. Ich sehe Bilder aus dem Kindergarten, wo der kleine Michael bei einer Geburtstagsfeier auf der Seite sitzt, weil er allergisch auf Kuchenbestandteile ist – und somit schon ganz frühzeitig irgendwie isoliert wird.

Leider hat sich der Atopie-Patch-Test für die Beurteilung der Relevanz einer Nahrungsmittel-Allergie noch nicht als so aussagekräftig erwiesen, wie dies für die luftgetragenen Allergene gilt. Hier ist die Methode der Wahl der doppelblinde Placebo-kontrollierte orale Provokationstest, der meist nur an größeren Zentren und häufig auch nur unter stationären Bedingungen durchgeführt wird, weil ja viele Kinder mit Neurodermitis auch gleichzeitig unter Nahrungsmittel-Anaphylaxie (z.B. Erdnuss, Baumnüsse etc.) leiden. Dabei wird in einem »verblindeten« (z.B. durch harmlose natürliche Färbung mit schwarzem Johannisbeersaft etc.) Brei das zu testende Allergen in unterschiedlichen Mengen eingebracht und von den Patienten unter ärztlicher Beobachtung gegessen. Überraschenderweise treten auch bei Neurodermitis die positiven Reaktionen relativ schnell auf (1 Stunde oder kürzer), nur bei einer kleineren Zahl kommt es erst im Verlauf der nächsten 24 Stunden zur Verschlechterung des Ekzems.

Nur wenn die Relevanz einer Sensibilisierung nachgewiesen ist, durch eindeutige Anamnese oder oralen Provokationstest, empfehlen wir eine Allergiediät, die eben immer sehr individuell sein muss und nur das Allergen beinhaltet, was den Patienten wirklich krank macht.

Lichttherapie

Unter den immunmodulierenden Therapiemaßnahmen hat sich bei entzündlichen Hauterkrankungen die Phototherapie, d.h. die Applikation von UV-Strahlen, einen festen Platz gesichert. Dabei gibt es unterschiedliche Modalitäten je nach verwendeter Wellenlänge (Tab. 33).

Tab. 33:   Unterschiedliche Strahlenqualitäten zur UV-Behandlung

- Helio-Therapie (natürliches Sonnenlicht)
- UVB-Breitband (280–320 nm)
- UVB-Schmalband (311–313 nm)
- UVA (320–400 nm)
- UVA-1 (340–400 nm)
- Photo-Chemo-Therapie durch Kombination von UV mit photosensibilisierenden Substanzen (z.B. Psoralen)
- Bestrahlung mit sichtbarem Licht (Blau-Licht?)

Am wirksamsten, allerdings auch am möglicherweise nebenwirkungsreichsten, ist die sogenannte PUVA-Bestrahlung, wobei vor der Anwendung des langwelligen UV-Lichtes UVA eine Licht-sensibilisierende Substanz Psoralen entweder innerlich oder äußerlich z.B. im Bad (Balneo-Photo-Chemo-Therapie) angewandt wird. Diese bleibt Erwachsenen und sehr schweren Fällen vorbehalten.

Grundsätzlich ist man mit der UV-Therapie im Kindesalter eher zurückhaltend.

Psoralen kann auch in Form einer Creme bei umschriebenen Hautveränderungen, z.B. Hände und Füße, in Form einer 0,001 %-igen Creme angewandt werden, die über 30 Minuten einwirkt, bevor dann die Bestrahlung mit UVA erfolgt. Für die Ganzkörperbehandlung hat sich bei entzündlichen Hauterkrankungen, ausgehend von den guten Erfahrungen bei Psoriasis (Schuppenflechte), die UVB-Behandlung durchgesetzt, dabei scheint der Wellenlängenbereich um 311 nm besonders effektiv zu sein (Schmalspektrum-Phototherapie).

Speziell bei Neurodermitis hat sich der langwelligste Anteil des UVA-Lichtes (UVA-1) als sehr wirksam erwiesen. UVA-1 hat eine deutliche antientzündliche Wirkung und auch einen juckreizstillenden Effekt.

Ganz schweren Fällen und speziellen Zentren ist die Behandlung mit der extrakorporalen Photopherese vorbehalten, wo die weißen Blutkörperchen aus dem peripheren Blut außerhalb des Körpers geleitet und dort mit Psoralen und UV behandelt werden. Diese, tatsächlich sehr starke immunsuppressive Behandlung wird auch bei kutanen T-Zell-Lymphomen eingesetzt.

Man kann die UV-Therapie sehr gut mit dem Einsatz von Salz-Bädern (Photo-Sole-Therapie) kombinieren, wobei man versucht, die Erfahrungen der Klimatherapie am Meer und insbesondere am Toten Meer, nachzuahmen.

Ganz einfach wird auch insbesondere bei klimatherapeutischen Maßnahmen die natürliche Sonne als »Helio-Therapie« eingesetzt, wo die Patienten sich in unterschiedlich langsam gesteigerten Zeiträumen der natürlichen Sonnenbestrahlung aussetzen.

In wissenschaftlichen Untersuchungen befindet sich der Einsatz von Anteilen des sichtbaren Lichtes (»Blaulicht«), welcher als »Licht-Impfung« verschiedenen Orts erprobt wird.

Neuere Therapieansätze

Biologics

Biologics, auch Biologicals genannt, stellen im engeren Sinne gentechnologisch Proteine dar, welche immunmodulierende Eigenschaften besitzen. Die sehr heterogene Gruppe umfasst therapeutische Antikörper, Fusionsproteine oder Zytokine. Bekannt als »Disease modifying anti-rheumatic Drugs« (DMARDs) stellen sie einen wichtigen Bestandteil der Rheumatherapie dar. In der Dermatologie werden sie häufig im Rahmen der Behandlung von schwerer Psoriasis eingesetzt. Hier sind nach dem Wirtschaftlichkeitsgebot Biologics nur verordnungsfähig, wenn mehrere der etablierten Medikamente keine Wirksamkeit aufweisen, kontraindiziert sind oder aufgrund von Nebenwirkungen nicht eingesetzt werden können. Beim atopischen Ekzem gibt es bislang nur wenige evidenzbasierte Studien zum Einsatz von Biologics. Nachfolgend sollen einige erfolgversprechende Optionen kurz vorgestellt werden.

Der anti-CD 20 Antikörper Rituximab (MabThera®) induziert eine Depletion der B-Zellen. MabThera® wird außer in der Tumortherapie (z.B. bei Non-Hodgkin-Lymphomen) auch zunehmend bei Autoimmunerkrankungen eingesetzt. In einer kleineren Studie konnte die Wirksamkeit beim atopischen Ekzem gezeigt werden (Simon, Hösli et al. 2008). In letzter Zeit mehren sich jedoch Berichte über Nebenwirkungen, z.B. Stevens-Johnson-Syndrom, Hepatitis-B-Reaktivierung (Rote-Hand-Briefe 2013).

Alefacept war bis 2011 in den USA unter dem Handelsnamen Amevive™ gegen Psoriasis im Einsatz. Alefacept ist ein Fusionsprotein des Lymphozytenantigens LFA-3 (CD58) und IgG, es löst unter anderem eine Apoptose der T-Zellen aus. Alefacept zeigte einen Rückgang der Symptome bei Neurodermitis (Simon, Wittwer et al. 2008).

Ferner finden sich Antikörper gegen Interleukine in der klinischen Entwicklung. Der monoklonale Antikörper Mepolizumab richtet sich gegen Interleukin-5 (IL-5). Bei Patienten mit schwerem, eosinophilem Asthma bronchiale konnte in der DREAM-Studie die Exazerbationsrate signifikant gesenkt werden (Pavord et al. 2012). Beim atopischen Ekzem konnte ein positiver Effekt gezeigt werden (Oldhoff et al. 2005).

Auch Interleukin-4-Antagonisten könnten einen Hoffnungsschimmer darstellen, momentan in Testung befindet sich Dupilumab. Zum erfolgreichen Einsatz bei Asthma gibt es schon erste Berichte (Wenzel et al. 2013).

Eine weitere Option besteht in dem 2005 zur Asthmatherapie zugelassenen Anti-IgE-Antikörper Omalizumab (Xolair®). Auch hierzu existieren einige Studien zur Wirksamkeit beim atopischen Ekzem (Darsow et al. 2010). Allerdings muss im Gegensatz zu Asthma evtl. höher dosiert werden, da die IgE-Last bei der Neurodermitis wesentlich größer ist.

Generell sind bei Biologics weitere Studien erforderlich, um einen klinischen Einsatz zu erlauben.

Selektive Immunadsorption

Unter dem Titel »Blutwäsche bei Neurodermitis« sorgte 2013 ein neues Verfahren für Aufsehen, die sogenannte selektive Immunadsorption. Hierbei wird aus der Vene eines Arms des Patienten Blut entnommen, danach wird das Blutplasma abgetrennt und IgE daraus entfernt. In die Vene des anderen Arms wird das gereinigte Blut danach wieder zugeführt. Gleichzeitig wird mit Anti-IgE (Omalizumab) behandelt. Zunächst erfolgt die Blutwäsche an drei bis vier nacheinander folgenden Tagen, Wiederholungen sind möglich. Besonders geeignet scheint das Verfahren bei sehr schwerer Neurodermitis mit stark erhöhten IgE-Werten. Erste Studien (aktuell 2013 an vier Kliniken; Ring, pers. Mitteilung) zeigen Wirksamkeit.

Prä- und Probiotika

Der Darmtrakt nimmt aufgrund seiner riesigen Oberfläche (ca. 200 m^2) eine entscheidende Rolle für unser Immunsystem ein. 70–80 % der antikörperproduzierenden Zellen sind hier angesiedelt. Man spricht daher auch vom darmassoziierten Immunsystem oder »GALT«: gut associated lymphoid tissue. Der spezielle Zusammenhang von Immunsystem und Neurodermitis wurde bereits oben schon erläutert. Naheliegend war es daher, die Wiederherstellung eines gestörten Darmsystems mit den »guten« Darmbakterien durchzuführen. Erste offene Testergebnisse verliefen erfolgversprechend. So wurde in einer finnischen Studie ein vermindertes Auftreten von Neurodermitis durch perinatale Gabe von Lactobacillus-GG-Extrakt bei Müttern von Hochrisikokindern festgestellt. Als Wirkungsmechanismus geht man auch von einem Th1-Shift der T-Zellen aus, wodurch das Ungleichgewicht beim atopischen Ekzem ausgeglichen und eine antiallergische Wirkung ausgelöst wird. Weitere Studien lieferten ein widersprüchliches Bild. Die S2-Leitlinie (Werfel T et al. AMWF reg 013/027) rät von eine Therapie mit Probiotika ab. Im Gegensatz dazu äußerte sich 2013 das Institut für Qualität und Wirtschaftlichkeit im Gesundheitswesen (IQWiG). Eine Wissenschaftlergruppe der Universitäten Mailand und Paris hat 14 Studien über Probiotika mit über 6500 Säuglingen zusammengefasst. Entweder erhielten die Babys in den ersten Lebensmonaten diese Präparate oder deren Mütter nahmen sie in den letzten Monaten der Schwangerschaft bis zum Ende der Stillzeit ein. Meist verwendet wurden Milchsäurebakterien. Der Beobachtungszeitraum erstreckte sich über zwei Jahre. Bei acht von 100 Säuglingen konnte so das Auftreten von Neurodermitis verhindert werden   (http://www.gesundheitsinformation.de/neurodermitis-bei-kindern-laesst-sich-mit-prae-oder-probiotika.1140.de.html). Eine neue Studie sieht einen leichten präventiven Vorteil bei der Entstehung von Neurodermitis, wenn Säuglinge in den ersten sechs Lebensmonaten Nahrung mit einer »Prebiotics-Mischung« verzehren (Ring 2012). Sowohl bei prä- als auch bei probiotischen Zusätzen sind noch weitere Studien erforderlich.

Spezifische Immuntherapie (SIT)

Das auch als allergenspezifische Immuntherapie (ASIT) oder als Hyposensibilisierung altbekannte Verfahren wird mit gutem Erfolg bei Heuschnupfen, Asthma und Pollen- bzw. Insektenallergie eingesetzt. Lange Zeit gab es wenige Studien über einen Nutzen bei Neurodermitis. Es wurde sogar diskutiert, ob eine Hyposensibilisierung nicht sogar ein atopisches Ekzem verstärken könnte. Neuere Untersuchungen belegen, dass eine Immuntherapie bei bewiesener IgE-vermittelter Sensibilisierung durchaus sinnvoll bei stark allergisch geprägter Neurodermitis sein kann (siehe Ring 2012). Der Vorteil der subcutan (SCIT) und sublingal (SLIT) anzuwendenden Immuntherapie besteht darin, dass es sich hierbei um eine kausale Methode handelt und ein anhaltender Behandlungseffekt erzielt werden kann. Nachteilig wirken sich aber die lange Therapiedauer und die Kosten aus.

Weitere Therapieoptionen

Laut Prof. Ring gibt es wohl kaum eine Krankheit, bei der so viele »unkonventionelle« Methoden ausprobiert werden wie bei der Neurodermitis. Eine Flut von alternativen Therapieoptionen findet man zum Beispiel auch im Internet, insgesamt sind über 120 verschiedene Möglichkeiten bekannt (Ring 2012).

Eine Beurteilung erscheint nicht immer leicht. Einerseits können dies Verfahren darstellen, die sich momentan in der klinischen Erprobung befinden und zu denen noch keine Studien existieren. Es können aber auch Methoden sein, die wissenschaftlich nicht haltbar sind oder sogar dramatische Nebenwirkungen besitzen. Auf einige dieser Optionen, welche wissenschaftlich durchaus plausibel erscheinen bzw. häufige Anwendung finden, soll zunächst näher eingegangen werden.

Klimatherapie

Der positive Effekt, den ein Klimawechsel, bevorzugt ins Hochgebirge oder auch ans Meer, mit sich bringen kann, wird unten näher erläutert (vgl. Prävention).

Psychologische Therapieansätze

Über den speziellen Einfluss der Seele als Triggerfaktor beim atopischen Ekzem wurde bereits oben referiert. Betont werden muss, dass die Neurodermitis in erster Linie eine Hauterkrankung darstellt, welche aber durch psychische Effekte beeinflusst wird. Zusätzlich zur medikamentösen Therapie und Basispflege erscheint dieser Ansatz durchaus sinnvoll. Eine große Zahl von Methoden steht hier zur Verfügung. Häufig verwendet werden Entspannungstechniken, wie zum Beispiel die progressive Muskelentspannung nach Jacobson, autogenes Training oder Imaginationstraining. Auch Verhaltens-, Gruppen- oder Familientherapien können versucht werden. Auf den speziellen Stellenwert von edukativen Maßnahmen wird später im Bereich Neurodermitis-Schulung noch eingegangen.

Die S2-Leitlinie bescheinigt der Psychotherapie als ergänzender Therapie einen positiven Effekt, speziell verhaltenstechnische Verfahren konnten durch gute Studienergebnisse punkten (Werfel T et al. Neurodermitis S2-Leitlinie, AMWF reg 013/027).

Akupunktur

In einer Doppelblindstudie konnte ein Effekt von Akupunktur auf Juckreiz nachgewiesen werden, insbesondere auch auf allergen-induzierten Juckreiz bei Neurodermitis (Pfab).

Andere Optionen

Daneben gibt es viele weitere Therapieansätze, welche zumeist von den Leitlinien mit geringer bzw. fehlender Wirkung eingestuft werden. Bei einigen werden sogar gefährliche Nebenwirkungen diskutiert.

Anbei eine Auflistung:
- Ω-3-Fettsäuren
- Aromatherapie
- Bioresonanz
- Brottrunk
- Colostrum
- Eigenbluttherapie
- Eigenurintherapie
- Elektroakupunktur nach Voll (EAV)
- Frischzellentherapie/Thymustherapie
- Kangalfischtherapie (»Knabberfische«)
- Kinesiologie
- Magnetfeldtherapie
- Massagetherapie
- Pendeln
- Stutenmilch
- TCM (traditionelle chinesische Medizin)

Eine rigorose Ablehnung dieser Therapieoptionen ist nach Ansicht des Autors nicht zu vertreten. Man sollte aber deutlich kommunizieren, dass diese Methoden nach dem derzeitigen Stand der Wissenschaft als nicht empfehlenswert erscheinen. Ein Verweis auf fundierte, klinisch erprobte Therampiemöglichkeiten ist angebracht.

Homöopathie

Die Homöopathie wird in der Apotheke immer mehr nachgefragt, auch wenn die Behandlungskonzepte stark kontrovers diskutiert werden. Beim atopischen Ekzem ist in erster Linie die Haut, der Spiegel der Seele, befallen, aber nicht nur nach Hahnemann´scher Auffassung muss der gesamte Mensch betrachtet werden (Ring 2012). Nach homöopathischer Lehre erfordert die Neurodermitis häufig den Einsatz von Konstitutionsmitteln, die von erfahrenen Therapeuten ausgewählt werden sollten. Als Basistherapeutikum wird oft Acidum formicicum D12 verwendet, als Ampulle einmal wöchentlich (Winterhagen I. 2011).

Im Akutstadium stellen zum Beispiel Cardiospermum D3, Kreosotum D12 oder Viola tricolor D3 eine Option dar. Für die chronische Phase können Calcium carbonicum D12, Graphites D12, Lycopodium clavatum D12 oder Sulfur D12 empfohlen werden (modifiziert nach Winterhagen I. 2011; vgl. Tabelle 34).

Auch eine topische Anwendung der Homöopathie ist möglich. Auf das »homöopathische Cortison« Cardiospermum wurde bereits bei lokalen Immunsuppressiva verwiesen. Ferner kann ein Kombinationspräparat aus Mahonie (Mahonia aquifolium), Stiefmütterchen (Viola tricoloris) und Tigergras (Centella asiatica) ein-

Tab. 34: **Ausgewählte homöopathische Mittel**
Modifiziert nach:
Winterhagen I: Beratungspraxis Neurodermitis, Deutscher Apothekerverlag, Stuttgart 2011

Präparat	Arzneiweisende Symptome	Modalitäten[1]
Calcium carbonicum D12	Trockenes Ekzem mit Juckreiz, Brennen und Nässen; Haut teigartig	B: Kalte Luft bessert Juckreiz V: Kälte, feuchtes Wetter
Cardiospermum D3	Allergische, entzündliche Hauterkrankungen; hochrot; starker Juckreiz; auch bei Milchschorf	B: An frischer Luft V: Warmes Wetter
Graphites D12	Trockene, rissige Haut; evtl. klebrige, gelbe Sekretbildung; stark juckend	B: Kälte, an frischer Luft, morgens V: Wärme, Waschen
Kreosotum D12	Ekzeme mit Pusteln; nässend; brennend; Sekret stark riechend, heftigster Juckreiz	V: Abends, Bettwärme
Lycopodium clavatum D12	Trockene, schuppende Hautstellen, evtl. Krusten und Risse; Lichenifikation; krampfartige Bauchschmerzen (Aufstoßen, Blähungen)	B: An frischer Luft V: Wärme, Essen
Sulfur D12	Trockenes, schuppendes, stark juckendes Ekzem; evtl. eitrige Sekretbildung	B: Bewegung, an frischer Luft V: Wärme, Waschen, vormittags
Viola tricolor D3	Nässendes Ekzem mit gelben Krusten; evtl. eitrige Sekretbildung; auch bei Milchschorf	V: Nachts, Winter

[1] B: Besserung; V: Verschlimmerung

bis dreimal täglich bei juckenden Hauterkrankungen auf die betreffenden Stellen aufgetragen werden (Ekzevowen® derma Creme).

Eine kontrollierte Studie zum Effekt von Homöopathie bei atopischem Ekzem hat allerdings keine Wirksamkeit gezeigt (Siebenwirth).

Weitere komplementärmedizinische Ansatzpunkte

Für das akute Ekzem kann man in der Biochemie Schüssler Salz Nr. 22 Calcium carbonicum D6 empfehlen, eine bis zwei Tabletten stündlich (Winterhagen I. 2011). Topisch eignet sich Salbe Nr. 6 (Kalium sulfuricum) evtl. in Kombination mit Nr. 6 Tabletten. In der chronischen Phase wird eine Vielzahl von Salzen empfohlen: z.B.: Nr. 2, 3, 8, 9, 10 und 12. Die Verwendung muss individuell ausgewählt werden. Zur Pflege der Haut bei Neurodermitis steht seit 2013 mit Orthim® Mineralstoff-Creme-Mischung N ein neues Kombinationsprodukt aus neun Schüssler-Salzen zur Verfügung.

Im Bereich der Anthroposophie soll exemplarisch die, oben schon angeführte, Dermatodoron® Salbe (vgl. Immunsuppressiva) erwähnt werden. Für weiterführende Informationen sei auf die Hersteller verwiesen (z.B.: Beratungskarte von Wala, Therapieprogram nach Dr. Roesler von Weleda. Auch der Einsatz von Bachblüten wird ohne Wirkungsnachweis geübt.

Prävention

Nur wenige Gebiete der Medizin eignen sich so gut für eine sinnvolle Prävention wie das der allergischen Erkrankungen. Wenn wir von Prävention sprechen, müssen wir immer die verschiedenen Ebenen unterscheiden, die von der allgemeinen Förderung der Gesundheit (im Sinne von Sigi Sommer »das Gesündeste ist: gut essen, gut trinken und nicht krank werden«), auf der sich dann die Ebenen der primären, sekundären und tertiären Prävention aufbauen (Abb. 30).

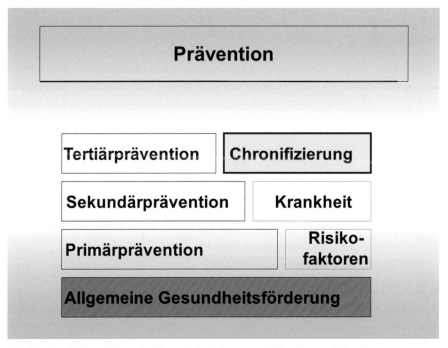

Abb. 30 Verschiedene Ebenen der Gesundheitsförderung und Prävention von Erkrankungen

Primäre Prävention

Unter primärer Prävention versteht man alle Maßnahmen, die dazu beitragen, dass gesunde Menschen nicht krank werden. Bei der Allergie heißt das bereits die Verhinderung der allergischen Sensibilisierung, nicht nur der Krankheit.

Solche Maßnahmen machen idealerweise den meisten Sinn, wenn die ganze Bevölkerung erfasst wird. Oft beschränkt man sich aber – aus praktischen Gründen und wegen der Kosten-Nutzen-Effizienz – auf sogenannte Risikogruppen. Diese müssen aber ermittelt werden. Das kann durch Screening-Untersuchungen geschehen, wie dies regelmäßig bei seltenen Erbkrankheiten getan wird, z.B. Phenylketonurie. Auch durch die Erhebung der Vorgeschichte gelingt es, Risikogruppen zu definieren, bei der Allergie z.B. durch die Familienanamnese (s. Genetik). Leider hat sich bei der Untersuchung des Nabelschnurblutes noch kein wirklich prädiktiv überzeugender Parameter finden lassen, der mit hoher Sicherheit das Allergie-Risiko des Neugeborenen anzeigt.

Maßnahmen der primären Prävention greifen an den Vorgängen an, die für die Entstehung einer Sensibilisierung gegen Umweltstoffe entscheidend sind. Diese können aus der Umwelt kausal als Allergene oder als modulierende Umweltfaktoren einwirken (s. Kap. Definitionen).

Ferner muss – wenn man von Prävention spricht – zwischen aktiven Maßnahmen, wo man etwas tut, und Vermeidungsstrategien unterschieden werden. Letztere betreffen – wenn es um Allergien geht – vor allem Umweltstoffe aus der Luft (innen und außen) und der Ernährung.

Es gibt eine S3-Leitlinie zur primären Allergie-Prävention, die kontinuierlich überarbeitet wird (s. Weißbuch Allergie 2010).

Prinzipiell ist zu sagen, dass die Karenzmaßnahmen, die früher gang und gäbe waren, weniger bedeutungsvoll gesehen werden. Auf den einfachen Nenner gebracht:
• Die Allergologen verbieten weniger und erlauben mehr. Man hat erkannt, dass das Fernziel die Entstehung einer Toleranz gegen Umweltstoffe ist, nicht die dauerhafte Meidung!

Bei den Allergien versteht man unter sekundärer Prävention die Verhinderung des Fortschreitens der Pathophysiologie: Hier sind die bereits Sensibilisierten (Hauttest oder spezifisches IgE im Blut) die Zielgruppe. Dies erfordert Früherkennungsmaßnahmen. Man könnte sich sicherlich überlegen, ob für eine Volkskrankheit mit 10–20 % betroffener Bevölkerung eine Screening-Untersuchung nicht ebenso viel Sinn macht wie für seltene Krankheiten mit einer Häufigkeit von 1:100.000 bis zu 1:1.000.000.

Karenz-Empfehlungen zu Aeroallergenen

Haustiere

Viele Jahrzehnte haben Allergologen überzeugend die Meidung von Pelz- und federtragenden Haustieren empfohlen, auch zur primären Allergie-Prävention, obschon meist aus theoretischen Überlegungen. Zwischenzeitlich gibt es Studien, die zeigen, dass Personen mit sehr intensivem Kontakt zu Tieren ab einer bestimmten Allergenkonzentration in der Umgebung schützende Antikörper oder regulierende T-Zellen gegen diese IgE-Reaktion entwickeln.

Es gibt dabei deutliche Unterschiede zwischen verschiedenen Haustieren. In der aktuellen Leitlinie wird immer noch die Haltung von Katzen als ein Risiko gesehen, das die Allergieneigung fördert und deshalb in Risikofamilien vermieden werden sollte. Bei Hunden ist die Lage anders; hier gibt es nur wenig überzeugende Studien, dass Hundehaltung Allergien fördert (primäre Prävention!), ja, es gibt sogar einige Studien, die zeigen, dass Familien, in denen Hunde gehalten werden, eine geringere Allergiehäufigkeit aufweisen.

Vereinfacht gesagt: Es besteht kein Grund für die Allgemeinbevölkerung aus Gründen der Allergie-Prävention auf Haustiere zu verzichten. Auf der anderen Seite macht es aber auch keinen Sinn, aus Gründen der Allergie-Prävention Haustiere anzuschaffen. Anders sieht die Situation bei bereits betroffenen Patienten aus, die allergisch gegen ein Haustier sind.

Schadstoffe in der Luft

Die meiste Zeit des Lebens verbringt der moderne Mensch im Innenraum. Deshalb kommt der Betrachtung von Innenraum-Allergenen auch eine entscheidende Bedeutung zu. Diese Maßnahmen wurden oben bereits abgehandelt.

Der Innenraum soll ein angenehmes Klima mit normaler Luftfeuchtigkeit und guter Durchlüftung aufweisen, sodass Schimmelpilzwachstum nicht begünstigt wird. Die Vermeidung von Hausstaubmilben hat sich in groß angelegten Studien nicht als wirksame Maßnahme der Primärprävention erwiesen.

Gefährdete Familien sollen unbedingt auf Tabakrauch verzichten; hier sind eindeutige Allergie-verstärkende Wirkungen sowohl für die Atemwege als auch für die

Haut und die Entstehung einer Neurodermitis nachgewiesen worden. Ganz besonders gilt dies für die werdende Mutter während der Schwangerschaft.

Im Außenluftbereich ist der hauptsächlichste Allergie-fördernde Faktor die Belastung mit Abgasen und kleinen Partikeln aus dem Kfz-Verkehr. Auch wenn dies im Einzelfall schwierig ist, es macht Sinn, die Exposition gegenüber Verkehrsbelastung bei kleinen Kindern gering zu halten.

Impfprogramm und immunstimulierende Stoffe

Lange Jahre war man bei der Impfung von Neurodermitis-Kindern vorsichtig. Es gab manchmal Verschlechterungen des atopischen Ekzems nach der Impfung. Zwischenzeitlich liegen ausreichende Daten vor, die zeigen, dass ein normal durchgeführtes Impfprogramm sogar das Allergie-Risiko senken kann. Deshalb sollen die normalen Empfehlungen der ständigen Impfkommission (STIKO) des Robert Koch-Institutes auch bei Neurodermitikern durchgeführt werden. Das einzige, was zu beachten ist: Man soll die Injektion möglichst in einer Phase der Remission durchführen und nicht in einem akuten Schub.

Unspezifische Immunstimulation hat sich in epidemiologischen Studien als protektiv erwiesen, wie dies für die Kinder auf dem Bauernhof wahrscheinlich gilt. Der Versuch, diese natürliche Umgebung durch gezielte Gabe von immunstimulierenden Substanzen zu ersetzen, ist Gegenstand der Forschung.

Dies gilt auch für die Gabe von Probiotika; hier gibt es einige Studien aus Finnland, die Effekte der Probiotika-Gabe während der Schwangerschaft zeigen. Andere Autoren konnten diese jedoch nicht finden.

Es gibt auch kontrovers diskutierte Befunde zum Zusammenhang zwischen der Gabe von Antibiotika und der Entwicklung von Allergien.

Zu bedenken ist, dass gerade bei Neurodermitis auch der äußerliche Hautkontakt in die Präventionsmaßnahmen einbezogen werden muss: Es gilt, hautreizende und sensibilisierende Stoffe zu meiden, das schließt Kleidung aus Wolle mit ein (der liebevoll von der Oma gestrickte Pullover aus Naturwolle gehört an die Wand, aber nicht auf die Haut!). Das Gleiche gilt auch für frühes Durchstechen der Ohrläppchen, was mit einem signifikant erhöhten Risiko der Nickel-Allergie einhergeht.

Man hat auch versucht, durch pharmakologische Eingriffe, z.B. Antihistaminika, Primärprävention zu erzielen. Die große Studie »Early Treatment of the Atopic Child« (ETAC) hat nur in einer Subgruppe von Patienten, die bereits auf Gräser-Pollen oder Hausstaubmilben sensibilisiert waren, einen Effekt der Gabe des Antihistaminikums Cetirizin gezeigt.

Ernährung

Die am längsten bekannte und wissenschaftlich noch am besten gesicherte primäre Präventionsempfehlung besteht im ausschließlichen Stillen des Neugeborenen (strikte Ernährung mit Brustmilch). Allerdings ist auch hier die Studienlage diskussionswürdig geworden. Dem außen stehenden Betrachter erscheint es so, dass – je mehr Meta-Analysen zur Verfügung stehen – desto geringer die Unterschiede werden. Ich nenne das die »Entropie des Wissens«: Am Schluss wird alles lauwarm und nichts ist mehr signifikant. Damit sollen sich aber die Erkenntnistheoretiker befassen.

Wenn nicht gestillt werden kann, gibt es erfreulicherweise eine Vielzahl von sehr guten hypoallergenen Säuglingsnahrungen, die dann gegeben werden können (Tab. 35).

Es ist interessant zu fragen, ob die Ernährung mit Muttermilch lediglich eine »Karenzmaßnahme« durch Meidung von Kuhmilcheiweiß bedeutet, oder ob nicht möglicherweise in der Muttermilch auch aktiv Allergie-protektive Stoffe enthalten sind.

Wichtig ist, dass die Ernährung der jungen Mutter auch auf das Neugeborene Einfluss hat. Nahrungsmittelallergene, die die Mutter zu sich genommen hat, finden sich in kleinen Mengen auch in der Milch und können darüber Anlass zu allergischen Reaktionen des Säuglings geben. Auch hier gilt der Unterschied zwischen primärer Prävention und Behandlung eines bereits erkrankten Säuglings.

Tab. 35: **Hypoallergene Säuglingsnahrung mit unterschiedlichem Hydolysegrad oder Aminosäurenmischungen zur Prävention von Neurodermitis/bzw. Therapie von Kuhmilcheiweissallergie (nach C. Kugler)**

Hydrolysegrad	Produkte/Firmen	Eiweissbasis laut Herstellerangaben
Partiell hydrolysiert (HA Nahrung) nicht geeignet zur Therapie einer Kuhmilcheiweissallergie	Verschiedenste HA-Produkte der unterschiedlichen Firmen (z.B. Hipp, Milupa, Nestle, Novalac) auf dem deutschen Markt erhältlich, z.T. mit Lactose, Prä- und Probiotika	In der Regel Molkenproteine
Formelnahrung mit extensiv hydrolysiertem Eiweissanteil geeignet zur Therapie einer Kuhmilcheiweissallergie	Alfare (Nestle)	Molke
	Althera (Nestle)	Molke
	Aptamil Pepti (Milupa)	Molke
	Aptamil Pregomin (Milupa)	Molke
	Allernova (Novalac)	Casein
	Nutramigen LGG Lipil (Infektopharm)	Casein
Freie Aminosäuren geeignet zur Therapie einer Kuhmilcheiweissallergie	Neocate (Nutricia)	
	Aptamil Pregomin AS (Milupa)	
	Alfamino (Nestle)	

Die Einführung der Beikost wird auch erheblich diskutiert. Früher wurde sie erst ab dem 6. Lebensmonat empfohlen, heute sprechen die Leitlinien den Zeitraum nach dem vollenden 4. Lebensmonat an. Es gibt keine Hinweise für einen positiven Effekt einer späteren Beikost-Einführung.

Neu ist, dass regelmäßiger Fischkonsum schon während der Schwangerschaft, aber auch im ersten Lebensjahr, protektive Effekte auf die Entwicklung allergischer Erkrankungen und auch von Neurodermitis haben kann.

Zusammengefasst ist das Wichtigste eine ausgewogene Ernährung, damit keine Mangelzustände entstehen.

Tertiär-Prävention

Unter Tertiär-Prävention versteht man alle Maßnahmen, die dazu beitragen, bei einer Krankheit die Heilung bzw. Erscheinungsfreiheit möglichst langfristig zu halten und das Wiederaufflammen der Erkrankung zu verhindern, ebenso die Wiedereingliederung in das normale Alltagsleben (Rehabilitation).

Neben den Maßnahmen der ambulanten Rehabilitation gibt es bei Allergien die Chance, bestimmte klimatische Gegebenheiten für die Allergie-Prävention zu nutzen. Dies geschieht am besten im Nordseeklima oder im Hochgebirge (z.B. Oberjoch, Davos). Hier konnten zahlreiche Untersuchungen positive Einflüsse des Davoser Hochgebirgsklimas auf neurovegetative, aber auch immunologische und Allergie-relevante Parameter zeigen, zuletzt aufregende Befunde zur Induktion regulatorischer T-Zellen, die das Ungleichgewicht der Th2-dominierten Immunreaktion wieder ins Gleichgewicht bringen.

Unter dem Begriff »Klimatherapie« versteht man ein komplexes Behandlungsschema an Orten mit speziell charakteristischen meteorologischen Bedingungen für Neurodermitiker (Tab. 36). Besonders bedeutend ist die Allergenarmut in Hochgebirgslagen über 1500 m, z.B. Davos, wo es nahezu keine Hausstaubmilbenbelastung mehr gibt. Wir schicken die Patienten deshalb dorthin, um überhaupt erst einmal in die Lage zu kommen, eine Allergie-Testung durchzuführen, die im Flachland entweder wegen schwerer kontinuierlicher Hauterscheinungen oder wegen der Notwendigkeit einer anti-allergischen Medikation nicht gelingt. Viele Patienten haben unter dieser Klimatherapie richtungsweisende Verbesserung, ja Heilung der Neurodermitis gefunden.

Tab. 36: **Klimaeffekte in der Hochgebirgstallage von Davos (Schweiz) mit möglicher Relevanz für Neurodermitis** (nach Vocks et al.)

Neurovegetative Reaktivität

Normalisierung der Hautantwort auf adrenerge Reize und der Hautreaktion auf Histamin
Verbesserte Hautdurchblutung und Sauerstoffsättigung
Normalisierung der Thermoregulation
Adaptation der Schweißsekretion
Abnahme des transepidermalen Wasserverlustes (TWL) (verbesserte Hautbarriere)

Immunologische Parameter

Abnahme der T-Zell-Aktivierung
Zunahme von regulatorischen T-Zellen
Abnahme von Eosinophilen und Eosinophilen-Produkten

Klinische Effekte

Deutliche Verbesserung der Hautsymptome
Abnahme des Schweregrades (SCORAD)
Verbesserung der Juckempfindung
Verminderter Kortikoidverbrauch
Länger anhaltende symptomfreie Intervalle
Rückgang der Krankheitstage nach Klimatherapie

Schulungsprogramme – vom Patienten-Management zum Selbst-Management

Die Neurodermitis ist ein derart komplexes Krankheitsbild, das so viele Bereiche des Organismus, aber auch des täglichen Lebens, umfasst, dass es unmöglich ist, in der normalen Sprechstunde dem Patienten die nötige Information zu übermitteln. Deshalb wurden – in Anlehnung an erfolgreiche Programme bei Diabetes – auch spezielle Programme zur Schulung bei Asthma, aber auch bei Neurodermitis, zuletzt bei Anaphylaxie, entwickelt.

Aus dem grundlegenden Verständnis der Selbstverantwortlichkeit des Patienten, der »mündig« ist, und mit dem man das Vorgehen und die diagnostischen und therapeutischen Maßnahmen bespricht, entwickelte sich dieses Schulungskonzept, das aus einer Expertise für das Bundesgesundheitsministerium und mit Unterstützung desselben vor ca. fünfzehn Jahren in einem Konsens von deutschlandweit aktiven Arbeitsgruppen auf verschiedenen Gebieten entwickelt wurde, nämlich Hautärzte, Kinderärzte, Psychologen/Psychosomatiker, Ernährungswissenschaftler, Lehrer, speziell weitergebildete Pflegepersonen. Im Rahmen der dazu gegründeten »Arbeitsgemeinschaft Neurodermitis-Schulung« (AGNES) (http://www.neurodermitisschulung.de) werden nun deutschlandweit standardisierte Programme angeboten, die aus sechs aufeinanderfolgenden Einheiten von je zwei Stunden bestehen (z.B. jeden Mittwoch von 19–21 Uhr, sechs Wochen lang) mit begrenzter Teilnehmerzahl: Es sind maximal 12 Personen, d.h. Eltern von sechs Kindern, zugelassen. Es hat sich gezeigt, dass diese Gruppengröße wichtig ist. Mehr als fünfzehn Menschen sind bei dieser Art der interaktiven und Problem-orientierten Edukationsmaßnahme nicht sinnvoll. Es gibt dort kaum Frontalunterricht. Es gibt auch keinen »Vortragenden«, sondern einen Trainer, der sich in der Rolle des Moderators sieht, damit möglichst viele der Teilnehmer auch selbst zum Fragen und zum Austausch ihrer Erfahrungen kommen.

In diesem Schulungsprogramm wird eine ganze Fülle von Inhalten zur Krankheit, zur Haut, zur Therapie, einschließlich alternativer Methoden, zum Einfluss der Seele, zur Ernährung, aber auch – ganz wichtig – praktische Übungen zu Entspannungstechniken, zu Hautpflegemaßnahmen (Fingerkuppenregel), zu Kochrezepten bei bestimmten Nahrungsmittelallergenen u.v.a. angeboten.

Diese Neurodermitis-Schulung wurde sogar in einer randomisierten prospektiven kontrollierten Studie evaluiert, was logistisch nicht trivial war, denn eine solch komplexe Intervention lässt sich nicht »verblinden«. Deshalb führten wir eine Warte-Kontrollgruppe durch, die per Losentscheid erst ein halbes Jahr später zur Schulung kam.

Bei dieser kontrollierten Studie zeigten sich hoch signifikante Effekte nicht nur im Hinblick auf Lebensqualität und besseres »Coping« mit der Krankheit, sondern sogar ganz triviale Parameter, wie die entzündlichen Ekzemreaktionen der Haut, waren signifikant besser, trotz gleicher pharmakologischer Behandlung in der Kontrollgruppe.

Damit eine solche Schulung auch Sinn macht – und von den Krankenkassen erstattet wird – muss sie qualitätsgesichert sein. Dies erfolgt durch Train-the-Trainer Seminare, damit die Schulenden auch entsprechende Qualität als «Trainer» bekommen. Diese Seminare werden an acht Neurodermitis-Akademien in Deutschland angeboten und führen zum Erwerb des Zertifikates »Neurodermitis-Trainer«. Ein solcher kann dann in seinem Umfeld, zusammen mit den interdisziplinären Teilnehmern, wieder eine Neurodermitis-Schulung für Betroffene durchführen. Tab. 37 zeigt die derzeitigen Neurodermitis-Akademien in Deutschland.

In solche Schulungsprogramme lassen sich optional andere Module einarbeiten, wenn entsprechende Qualifikation bei den Schulenden vorliegt, z.B. Musik-therapeutische Ansätze oder auch spezielle Entspannungs-Techniken. Neuerdings versuchen wir das Training der »Achtsamkeit« auch für Neurodermitiker zu vermitteln.

Tab. 37: **»Neurodermitis-Akademien« in Deutschland** (alphabetisch)

Berlin (Charité, Kinderklinik)

Erlangen (Hautklinik)

Gießen (Hautklinik und Psychosomatik)

Hannover (Hautklinik Linden)

Heidelberg/Freiburg (Hautklinik, Sozialmedizin)

Köln (Kinderklinik)

München/Alpenraum mit Wangen, Gaißach und Davos (Hautklinik TUM)

Sylt (Westerland-Klinik)

Schlussbemerkung: »Mit Neurodermitis leben«

Die Behandlung der Neurodermitis besteht nicht nur im Verschreiben von Tabletten, Spritzen, Salben, sondern folgt einem ganzheitlichen Ansatz mit Berücksichtigung der individuellen Befindlichkeiten dieser komplexen Erkrankung, wie Sensibilisierungen oder Provokationsfaktoren, die eben bei jedem Patienten anders sind. Das erfordert die Mitarbeit des aufgeklärten Patienten und – im Kindesalter – seiner Eltern. Neben der rein medizinischen Expertise muss der behandelnde Arzt (Hautarzt/ Kinderarzt oder Hausarzt) Bescheid wissen über die möglichen Umweltfaktoren, die die Neurodermitis beeinflussen und aus der Luft, aus der Kleidung, aus der Nahrung oder der psycho-sozialen Interaktion kommen können. Er muss Antwort geben auf die Fragen nach Wohnraum, Urlaubsort, Kleidung, Berufswahl. Wir haben dafür den Begriff »Patienten-Management« geprägt, das erfolgreicherweise in ein »Selbst-Management« übergehen soll.

Literatur

Abels C, Proksch E. Therapie des atopischen Ekzems. Der Hausarzt 2006; 57: 711–725

Arellano FM et al. Risk of lymphoma following exposure to calcineurin inhibitors and topical steroids in patients with atopic dermatitis. J Invest Dermatol 2007; 127(4):808–816

Bauer G, et al. Komplementärmedizin für die Kitteltasche 2. Auflage Deutscher Apotheker Verlag, Stuttgart 2012

Behrendt H, et al. Der Rat von Sachverständigen für Umweltfragen (SRU). Sondergutachten: Umwelt und Gesundheit. Stuttgart, Metzler-Poeschel, 1999

Behr-Völtzer C, Hamm M, Vieluf D, Ring J (Hrsg.). Diät bei Nahrungsmittelallergien- und -intoleranzen. 4. Auflage. Urban & Vogel, München 2008

Bergmann KC, Przybilla B, Ring J (Hrsg.). Allergie-Diagnostik. Steinkopf, Darmstadt 2000

Bieber T et al. Dermatology 2005; 211(2):77–78

Bieber T, Leung DYM (eds.). Atopic dermatitis. Marcel Dekker, New York 2002

Bundessozialgericht BSG-Urteil zum Ausschluss nicht verschreibungspflichtiger Arzneimittel zur Basispflege bei Neurodermitis – Az: B 1 KR 24/10 R vom 06.03.2012

Daniels R. Die richtige Galenik für kranke Haut. PZ 2009; 24; http://www.pharmazeutische-zeitung.de/index.php?id=30020

Darsow U et al. ETFAD/EADV eczema task force 2009 position paper on diagnosis and treatment of atopic dermatitis. J Eur Acad Dermatol Venereol 2010; 24(3):317–328

Degitz K, Burkhardt D. Neurodermitis – Die neuesten Erkenntnisse; Rat und Hilfe. Südwest Verlag, München 2005

Eberlein B, Eicke C, Reinhardt H-W et al. Adjuvante Therapie mit einer N-Palmitoylethanolamin-haltigen Creme bei Kindern mit atopischem Ekzem (ATOPA-Studie). Akt. Dermatologie 2009b; 35: 339–341

Feldmann RJ, Maibach HI. Regional Variation in Percutaneous Penetration of 14C Cortisol in Man. J. Invest. Derm. 1967; 48:181–183

Fragen aus der Praxis: Kinder mit Neurodermitis. Deutsche Apothekerzeitung 2009; 39; http://www.deutsche-apotheker-zeitung.de/daz-ausgabe/artikel/articlesingle/2012/39/52900.html

Gieler U, Ring J, Wahn U. Neurodermitis-Schulung. Deutsches Ärzteblatt 2001; 98:3202–3209

Gieler U. Die Sprache der Haut. 3. Auflage, Düsseldorf, Walter 2006

Hauptverband der gewerblichen Berufsgenossenschaften e.V.. Berufsgenossenschaftliche Grundsätze für arbeitsmedizinische Vorsorgeuntersuchungen bei Einwirkung krebserzeugener Arbeitsstoffe. Arbeitsmed, Sozialmed, Präventivmed. 1982; 17: 228–38

Hoeger PH (Hsg.). Pädiatrische Dermatologie. Springer, Berlin (2009).

http://www.gesundheitsinformation.de/neurodermitis-bei-kindern-laesst-sich-mit-prae-oder-probiotika.1140.de.html

Huang JT, Abrams M, Tlougan B et al. Treatment of Staphylococcus aureus Colonization in Atopic Dermatitis Decreases Disease Severity. Pediatrics 2009; 123: 804–814

Iamandescu IB. Psycho-Neuro-Allergology. 2nd ed. Amaltea, Bukarest 2007

Jäger L, Wüthrich, Ballmer-Weber B, Vieths S. Nahrungsmittel-Allergien und -intoleranzen. Immunologie, Diagnostik, Therapie, Prophylaxe. 3. Aufl., Elsevier, München 2008

Januchowski R. Evaluation of Topical Vitamin B12 for the Treatment of Childhood Eczema. The Journal of Alternative and Complementary Medicine. April 2009, 15(4): 387–389.

Lee WR, Alderson MR, Downes JE. Scrotal cancer in the North-West of England, 1962

Luger T, De Raeve Gelmette C, Kakourou T, Katsarou A et. al. Recommendations for pimecrolimus 1 % cream in the treatment of mild-to-moderate atopic dermatitis: from medical needs to a new treatment algorithm. Eur J Dermatol 2013 in press

Merk HF, Bickers DR. Dermatopharmakologie und Dermatopharmazie. Blackwell, Berlin 1992.

Mutschler, E et al. Arzneimittelwirkungen. 10. Aufl., Wissenschaftliche Verlagsgesellschaft mbH, Stuttgart 2012

Niedner R. Erkrankungen der Haut – Weiterbildung. Deutscher Apotheker Verlag, Stuttgart 2001

Oldhoff JM, Darsow U, Werfel T et al. Anti-IL-5 recombinant humanized monoclonal antibody (mepolizumab) for the treatment of atopic dermatitis. Allergy 2005; 60: 693–696

Optimising Atopic Dermatitis Management. Reviewed and validated by Kakourou T, Luger T, Torrelo A, Werfel T; Informations-CD der Firma Meda

Pavord ID et al. Mepolizumab for severe eosinophilic asthma (DREAM): A multicentre, double-blind, placebo-controlled trial. Lancet 2012 Aug 18; 380:651

Pfab F, Huss-Marp J, Gutti A et al. Influence of acupuncture on type I hypersensitivity itch and the wheal and flare response in adults with atopic eczema. Allergy 2010,66: 903–910

Rajka G. Essential aspect of atopic dermatitis. Springer, Berlin 1989

Ricci G, Patrizi A, Bendandi B, Menna G, Varotti E, Masi M. Clinical effectiveness of a silk fabric in the treatment of atopic dermatitis. Br J Dermatol 2004; 150: 127–131

Ring J, Alomar A, Bieber T et al. Guidelines for treatment of atopic eczema (atopic dermatitis) Part II. JEADV 2012; 26; 1176–1193

Ring J, Bachert C, Bauer P, Czech W (Hrsg.). Weißbuch Allergie in Deutschland. 3. Auflage, Urban & Vogel, München 2010

Ring J, Przybilla B, Ruzicka T (eds.). Handbook of Atopic eczema. 2nd ed. Springer, Berlin 2006

Ring J. Angewandte Allergologie. 3. Auflage, Urban & Vogel, München 2004

Ring J. Neurodermitis – Atopisches Ekzem. Thieme, Stuttgart 2012

Rote Liste 2013

S1-Leitlinie Topische Dermotherapie mit Glucocorticoiden – Therapeutische Index; AWMF-Leitlinien-Register 013/034, Stand der letzten Aktualisierung 01/2009 http://www.awmf.org/uploads/tx_szleitlinien/013-034.pdf

Schilcher E, Kammerer S, Wegener T. Leitfaden Phytotherapie. 3. Aufl., Elsevier, Urban & Fischer; München-Jena 2007

Schneider I, Harangi F, Sebök B. Clinical end pathological aspects of atopic dermatitis. Academiai Kiado Budapest 2011

Schommer A, Matthies C, Petersen I, Augustin M. Effektivität einer Polidocanol-Harnstoff-Kombination bei trockener, juckender Haut. Ergebnisse einer methodisch geprüften Anwendungsbeobachtung. Akt Dermatol 2007; 33: 33–38

Schürer N, Kresken J. Die trockene Haut. Wissenschaftliche Verlagsgesellschaft mbH, Stuttgart 2000

Siebenwierth J, Ludtke R, Remy W et al. Wirksamkeit von klassisch-homöopathischer Therapie bei atopischem Ekzem. Forsch Komplement Med 2009; 16; 315–323

Siegfried EC, Jaworski JC. Hebert AA. Topical Calcineurin Inhibitors and Lymphoma Risk: Evidence Update with Implications for Daily Practice. Am J Clin Dermatology 2013; 14: 163–178

Simon D, Hösli S, Kostylina G, Yawalkar N, Simon HU. Anti-CD20 (rituximab) treatment improves atopic eczema. J Allergy Clin Immunol 2008; 121: 122–128

Simon D, Wittwer J, Kostylina G, Buettiker U, Simon HU, Yawalkar N. Alefacept (lymphocyte function-associated molecule 3 /IgG fusion protein) treatment for atopic eczema. J Allergy Clin Immunol 2008; 122: 423–424

Thaçi D, Salgo R. Malignancy concerns of topical calcineurin inhibitors for atopic dermatitis: facts and controversies. Clin Dermatol. 2010; 28:52–56

Thoma K. Dermatische Grundlagen und ihre therapeutische Funktion. In: Gloor M, Thoma K., Fluhr J (Eds.), Dermatologische Externatherapie. Springer Berlin 2000

Wahn U, Seger R, Wahn V, Holländer GA (Hrsg.). Pädiatrische Allergologie. 4. Auflage, Urban & Fischer. München, 2005

Wenzel S, Ford L, Pearlman D et al. Dupilumab in Persistent Asthma with Elevated Eosinophil Levels N Engl J Med 2013; 368:2455–2466

Werfel T, Aberer W, Augustin M et al. Neurodermitis S2-Leitlinie, AMWF reg 013/027. http://www.awmf.org/uploads/tx_szleitlinien/013-027l_S2e_Neurodermitis_abgelaufen.pdf

Werfel T, Lotte C, Schewe S, Staab D (Hrsg.). Manual Neurodermitis-Schulung. Dustri, München 2008

Winterhagen I. Beratungspraxis Neurodermitis, Deutscher Apothekerverlag, Stuttgart 2011

Wüthrich B (ed.). The Atopy syndrome in the third millennium, Karger, Basel 1999

Young SH, Rubin JM, Daman HR (eds.). Psychobiological aspects of allergic disorders. Praeger, New York, 1986

Ein ganz besonderer Dank gilt einer Vielzahl von Firmen, welche durch ihre zahlreichen Informationen und die stete Kommunikationsbereitschaft zur Erstellung des Buches beigetragen haben.

Anbei eine Auswahl:

- Firma Allergika
- Firma Almirall Hermal GmbH
- Firma Astellas Pharma GmbH
- Firma Avene AG
- Firma Beiersdorf
- Firma Dr. Beckmannn Pharma GmbH
- Firma Birken AG
- Firma Cefak KG
- Firma DHU
- Firma Galderma Laboratrium GmbH
- Firma GSK (Stiefel)
- Firma Harras Pharma Curarina
- Firma Hans Karrer
- Firma Hermal
- Firma Hermes Arzneimittel GmbH
- Firma Dr. Hobein GmbH
- Firma InfectoPharm GmbH
- Firma Janssen-Cilag GmbH
- Firma Meda Pharma GmbH & Co KG
- Firma Novartis Pharma GmbH
- Firma orthim KG
- Firma Pierre Fabre Dermo-Kosmetik GmbH
- Firma P&M Cosmetics GmbH & Co KG
- Firma Spirig Pharma GmbH
- Firma TEXAMED GmbH
- Firma Wala Heilmittel GmbH
- Firma Weleda AG
- Firma Dr. August Wolff Arzneimittel GmbH & Co KG

Stichwortverzeichnis